DIET

MEDITERRANEA Y PLAN DE COMIDAS

La mejor dieta para prevenir enfermedades y mejorar el sistema inmunitario incluido plan de comidas de 4 semanas con recetas cotidianas

Instituto nutrición Med

Ninguna parte de este libro puede ser reproducida o transmitida en cualquier forma o por cualquier medio, electrónico o mecánico, incluyendo fotocopias, grabaciones o por cualquier sistema de almacenamiento y recuperación de información, sin el permiso escrito del autor, excepto para la inclusión de breves citas en una reseña.

Límite de responsabilidad y exención de garantía: El editor ha puesto todo su empeño en la preparación de este libro, y la información que se ofrece en él se proporciona "tal cual". Este libro está diseñado para proporcionar información y motivación a nuestros lectores. Se vende con el entendimiento de que el editor no se compromete a prestar ningún tipo de asesoramiento psicológico, legal o de cualquier otro tipo. El contenido de cada artículo es la única expresión y opinión de su autor, y no necesariamente la del editor. La elección de la editorial de incluir cualquier contenido en este volumen no supone ninguna garantía ni está expresada por ella. Ni el editor ni el autor o autores individuales serán responsables de ningún daño físico, psicológico, emocional, financiero o comercial, incluidos, entre otros, los daños especiales, incidentales, consecuentes o de otro tipo. Nuestros puntos de vista y derechos son los mismos: usted es responsable de sus propias elecciones, acciones y resultados.

Índice de contenidos

Introducción

Lo que nos viene a la mente cuando pensamos en la cocina mediterránea son enormes festines con múltiples platos de chuletas de cordero griego con alto contenido en grasas saturadas, elaboradas pastas italianas con hogazas de pan blanco ricas en carbohidratos amiláceos y botellas de vino sin fondo. Sin embargo, estos platos y bebidas típicos no suelen ajustarse al programa dietético saludable que se promueve como Dieta Mediterránea.

La auténtica Dieta Mediterránea se caracteriza esencialmente por el alto consumo de alimentos frescos y sanos; la reducción del consumo de hidratos de carbono almidonados o refinados, proteínas de alto contenido calórico y productos alimenticios procesados; y, el consumo moderado de vino. Sin embargo, además del principio básico de comer alimentos sanos y deliciosos, hay que realizar ejercicios físicos diarios, convivir y compartir las comidas con los demás. Estas actividades dietéticas compuestas aumentan para alimentar una apreciación más profunda de los placeres de una alimentación sana y una vida feliz.

En conjunto, estos elementos vitales del régimen confieren una miríada de beneficios para la salud a corto y largo plazo que proporcionan efectos profundos en su salud física, emocional y psicológica. Con toda probabilidad, la Dieta Mediterránea es el programa dietético más saludable que jamás adoptará.

A corto plazo, usted cosechará las recompensas del régimen de una mejora pronunciada en su bienestar general dentro de un lapso de 6 a 12 meses por:

Reducir rápidamente los bultos y las protuberancias del cuerpo - La forma más eficiente, eficaz y fácil de deshacerse del exceso de peso es reducir el consumo de carbohidratos, para lo cual el régimen propugna. Mientras la dieta regula su consumo de carbohidratos, sus niveles de insulina disminuyen y estimulan la retención de sodio. A su vez, esto conduce a un efecto diurético, que induce a drenar el exceso de líquidos de su cuerpo, lo que resulta en una rápida reducción de peso.

Además, la dieta es rica en grasas insaturadas saludables, como el aceite de oliva (originario de las regiones mediterráneas) y los ácidos grasos omega-3 (procedentes de los abundantes productos frescos del mar Mediterráneo). Por esta razón, su cuerpo se ve obligado a descomponer estas grasas en ausencia de cantidades sustanciales de carbohidratos refinados. Como resultado, su cuerpo se convierte prácticamente en una máquina de quemar grasa.

Frenar los antojos y reducir el apetito - La realización de actividades físicas, inherentes al régimen, puede desencadenar dolores de hambre. Sin embargo, la ingesta regular de grasas buenas suprime automáticamente los antojos de dulces y las ansias de comer más.

Sin intentarlo, a menudo acabará comiendo sólo las cantidades ideales de calorías. Por lo tanto, los ejercicios físicos, junto con la disminución de sus niveles de apetito, ambos complementarán el proceso de reducción de peso corporal no deseado.

Optimización de las perspectivas optimistas - Dado que el estilo dietético le incita a comer alimentos sanos, el régimen no sólo le hará sentirse mejor mental y físicamente, sino que también elevará su estado de ánimo y sus emociones en general. La investigación, no hace falta decirlo, muestra que consumir más frutas y verduras, especialmente frutas frescas crudas y verduras de hoja oscura, da como resultado menos síntomas de estrés y depresión, mejor estado de ánimo y más satisfacción en la vida.

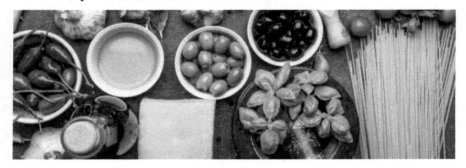

A largo plazo, seguramente verá reducidos los riesgos y problemas de salud, ya que esta dieta es famosa por su reputado potencial para modificar los siguientes síntomas críticos del peligroso síndrome metabólico:

Niveles bajos de lipoproteínas de alta densidad (HDL)
Niveles elevados de lipoproteínas de baja densidad (LDL)
Niveles elevados de triglicéridos (TG)
Niveles altos de presión arterial
Niveles altos de azúcar e insulina en la sangre
Obesidad o acumulación de grasa abdominal destructiva

Por lo general, el síndrome metabólico provoca la aparición de enfermedades cardíacas crónicas (CC), comportamientos anómalos del colesterol en la sangre, hipertensión arterial, coagulación de la sangre o accidentes cerebrovasculares, demencia, estrés, resistencia a la insulina y diabetes mellitus de tipo II. La dieta mediterránea altera o revierte eficazmente todos estos síntomas mediante:

Calificación cuantitativa de HDL y LDL - Las lipoproteínas son las encargadas de transportar los colesteroles grasos a lo largo del torrente sanguíneo.

Por un lado, el HDL -conocido como el "colesterol bueno"- transporta las grasas fuera del cuerpo hacia el hígado, donde puede reutilizarlas o excretarlas. Por otro lado, el LDL -o "colesterol malo"- transporta las grasas desde el hígado hacia diferentes partes del cuerpo. Con una dieta rica en grasas saludables, los niveles de HDL aumentan mientras que los de LDL disminuyen. En otras palabras, el aumento de las cantidades de HDL mejora la descomposición de las grasas, mientras que las cualidades degradadas del LDL limitan la distribución del colesterol malo en su cuerpo. De este modo, se normalizan los niveles de colesterol y se evitan los riesgos de enfermedades cardíacas y de accidentes cerebrovasculares.

Reducir los triglicéridos - La existencia de una relación elevada entre triglicéridos y HDL es un indicador común de los riesgos de cardiopatía isquémica. Los triglicéridos son moléculas de grasa en la sangre. En la mayoría de los casos, los niveles de triglicéridos en sangre tienden a dispararse, especialmente con una dieta baja en grasas. Dado que la dieta aumenta los niveles de HDL con su rica ingesta de grasas saludables, se deduce que la relación triglicéridos-HDL disminuye.

La hipertensión, también conocida como presión arterial alta, es un factor de riesgo primario para varios problemas de salud, como las enfermedades cardiovasculares, la insuficiencia renal, los accidentes cerebrovasculares o la disminución de los niveles de oxígeno en el cerebro, la demencia y muchos otros. Los estudios médicos sobre la dieta demuestran que la reducción de la presión arterial es directamente proporcional a la reducción de la ingesta de carbohidratos con almidón.

Desarrollo de la diabetes - La reducción de la ingesta de carbohidratos también disminuye los niveles de azúcar en sangre y de insulina que previenen la aparición de la prediabetes y de la diabetes mellitus de tipo II. La diabetes mellitus de tipo II se caracteriza por unos niveles elevados de azúcar en sangre que el organismo no puede reducir por sí mismo. Esto se debe a la resistencia a la insulina, cuando su cuerpo ya no produce suficiente insulina para mantener los niveles de azúcar en sangre en su rango normal.

Superar la obesidad - Las frutas y verduras recomendadas en el régimen son ricas en fibras dietéticas, que permiten a su cuerpo digerir los alimentos gradualmente. Esto no sólo dará lugar a la regulación de los picos de insulina, o la secreción de insulina, sino que también evitará las subidas drásticas de los niveles de azúcar en la sangre, así como la destrucción de la acumulación de grasas destructivas almacenadas en su cavidad abdominal. En este caso, la dieta previene la obesidad y mantiene su peso saludable.

Reducción de la concepción de las células cancerosas - La dieta restringe un gran consumo de carnes procesadas y rojas, que aumentan el riesgo de desarrollar células cancerosas. Al igual que otras células del cuerpo, las células tumorales también producen energía. Prosperan tomando típicamente la glucosa de los carbohidratos almidonados para quemarla a un ritmo mucho más rápido que las otras células de su cuerpo. Sólo se debilitan y dejan de prosperar con una disminución del suministro de glucosa y una abundancia de grasas insaturadas alrededor.

Aumento de la capacidad cerebral y cognitiva - El equilibrio del colesterol y la mejora de los niveles de azúcar en sangre implican una salud óptima de los vasos sanguíneos. Además, los antioxidantes esenciales de la dieta pueden evitar que las células del cerebro y del cuerpo sufrir el proceso destructivo del estrés oxidativo, que es la liberación de radicales libres que conducen a la degeneración celular.

Así, unos vasos sanguíneos sanos son capaces de suministrar cantidades significativas de oxígeno en el cerebro y, por tanto, reducir el riesgo de adquirir la enfermedad de Parkinson, la enfermedad de Alzheimer y otras formas de deterioro mental y trastorno neurodegenerativo.

Llevar un estilo de vida animado y longevidad - El régimen asegura un requerimiento equilibrado de macronutrientes de grasas, fibra, carbohidratos y proteínas para proporcionar una ingesta calórica diaria ideal, que es esencial para su salud general. Esta composición estable de macronutrientes reduce el riesgo de desarrollar signos de fragilidad o debilidad muscular en aproximadamente un 70%. Y lo que es más importante, dado que también reduce la posibilidad de desarrollar enfermedades potencialmente mortales, ¡prácticamente se reduce el riesgo de mortalidad en un 20% a cualquier edad!

Por estas razones, la mayoría, si no todas, de las principales organizaciones científico-médicas, incluidos los nutricionistas y dietistas, animan a la gente a adoptar la saludable, aunque económica, Dieta Mediterránea. Por supuesto, imponer nuevos cambios repentinos en su régimen actual rara vez será fácil, especialmente si se desvía de la comodidad de los alimentos para llevar o de la preparación de alimentos procesados.

Sin embargo, por sus abundantes beneficios -desde la pérdida de peso constante hasta el cuidado de la salud en general y hacia una forma placentera
de comer que nunca te dejará con la sensación de privación-el
La Dieta Mediterránea es un estilo de vida que merece la pena probar.

Además de convertirse en un auténtico bon vivant mediterráneo, saboree sensualmente los mejores y más saludables alimentos y bebidas. Siga la línea del estilo de vida de la Zona Azul de reducir la velocidad y dedicar tiempo a disfrutar y amar la vida.

Tomar todo a la ligera, pero no tomar demasiado de algo bueno, te convertirá en un ser aún más feliz y pleno. La Dieta Mediterránea consiste en volver a ser saludable comiendo y viviendo bien para cambiar tu vida a mejor, ¡para siempre!

¿Qué es la dieta mediterránea?

Si te gusta la vida sana, hay un 99,9% de posibilidades de que hayas oído hablar de la dieta mediterránea. Incluso es probable que la hayas probado o que la estés haciendo actualmente. En cualquier caso, esta dieta se basa en los alimentos que se consumen tradicionalmente en países como Grecia e Italia. Fue popularizada por el fisiólogo Ancel Benjamin Keys y su esposa. En los años 60, Keys y su equipo realizaron una intensa investigación sobre los efectos de la dieta mediterránea en la salud humana. Publicó una serie de estudios en el transcurso de cincuenta años, en los que participaron siete países: Italia, Grecia, Finlandia, Países Bajos, Japón, Yugoslavia y Estados Unidos.

En su estudio, descubrió que los hombres de Grecia, en particular de Creta, presentaban tasas más bajas de enfermedades cardíacas en comparación con los hombres de otros países. Keys llegó a la conclusión de que la tasa significativamente menor de problemas cardíacos estaba directamente relacionada con una dieta que incluía sobre todo frutas y verduras.

La dieta mediterránea sufrió algunos cambios a lo largo de los años, pero la mayoría de los cambios fueron menores, lo que significa que se mantuvo intacta. Básicamente, la dieta mediterránea incluye muchas frutas y verduras, pero también tiene un alto contenido de frutos secos, legumbres, semillas, cereales integrales, hierbas, especias, pescado y marisco,

y aceite de oliva. La dieta recomienda un consumo moderado de huevos, aves de corral, queso y yogur, así como cantidades muy bajas de carne roja. Es muy estricta en lo que respecta al azúcar y no fomenta el consumo de bebidas azucaradas, azúcares añadidos y cereales refinados. También restringe el consumo de carne procesada, alimentos muy elaborados y alimentos que contienen aceite refinado.

Beneficios de la dieta mediterránea

La dieta mediterránea existe desde hace décadas y es la que más se ha estudiado. Eso es lo que quizás la convierte en un plan de alimentación realmente fiable y es lo que hace que sus "beneficios" sean legítimos. Su beneficio más conocido es que es buena para el corazón, teniendo en cuenta que es rica en alimentos con alto contenido de omega-3:

nueces, mariscos, aceite de oliva y una variedad de frutas y verduras. Además, se sabe que la dieta Med favorece la salud del cerebro. Un estudio en el que participaron alrededor de 1.800 personas descubrió que los que seguían la dieta Med tenían menos probabilidades de contraer la enfermedad de

Alzheimer y otros trastornos cognitivos relacionados en la vejez.

Este beneficio puede atribuirse al componente de pescado y marisco de la dieta.

En una nota similar, la dieta Med también puede ayudar con la ansiedad y la depresión. Hoy en día, muchos psiquiatras la convierten en parte de su tratamiento para los pacientes que sufren depresión y problemas de salud mental similares.

Este beneficio puede asociarse a los carotenoides de las espinacas, la col rizada y el huevo, que se ha descubierto que potencian las bacterias buenas del intestino, lo que a su vez mejora el estado de ánimo. Según un estudio, los adultos mayores que seguían la dieta Med tenían menos probabilidades de sufrir depresión.

Y hablando de intestino, un estudio descubrió que los individuos que siguen la dieta Med tenían una mayor población de bacterias buenas en su intestino en comparación con las personas que se apegan a un estilo de alimentación occidental convencional. El estudio señaló que el consumo de alimentos de origen vegetal, como las legumbres, las frutas y las verduras, aumentaba el número de bacterias buenas en el organismo hasta en un 7 por ciento.

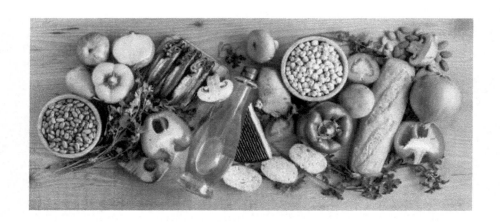

La dieta Med también es ideal para quienes desean regular sus niveles de azúcar en sangre. A diferencia de muchos planes de alimentación, la dieta Med es grande cuando se trata de carbohidratos saludables, particularmente granos enteros. Las bayas de trigo, la quínoa, el trigo sarraceno... consumirlos en lugar de carbohidratos refinados ayuda a mantener el azúcar en sangre a un nivel saludable y mejora la energía general.

Por último, la dieta Med le ayuda a mantenerse ágil a medida que envejece. Si eres un adulto mayor, esta dieta puede ayudarte a proporcionar los nutrientes necesarios que necesitas para ayudarte a conservar la fuerza y la estructura muscular y reducir el riesgo de desarrollar fragilidad muscular hasta en un 70%.

Pautas de la Dieta Mediterránea

Reglas de actividad únicas de la Dieta Mediterránea:

1. **Haz que el aceite de oliva virgen sea tu grasa novedosa.** Intente no reutilizar el aceite tras el canto. No sugerimos las freidoras profundas, pero en el caso de que necesite utilizar un aceite menos costoso para uno de estos aparatos, compre aceite de girasol alto oleico. Este aceite es una grasa de vanguardia producida con semillas de girasol ajustadas hereditariamente. Tiene una pieza como el aceite de oliva virgen y es tan estable como él a altas temperaturas. Es más extravagante en corrosivo oleico que el aceite de girasol ordinario

El corrosivo oleico es una especie de grasa mono insaturada cualidad del aceite de oliva, las aceitunas y el aguacate, y después de esta rareza de la innovación alimentaria, además posee grandes cantidades de este nuevo tipo de aceite.

En el aceite de oliva, el corrosivo oleico está disponible en una proporción de alrededor del 70-75%. En el de girasol "alto oleico", en torno al 80%. En el aguacate, está en una proporción cercana al 70%, mientras que en el aceite de girasol normal, esta grasa insaturada llega sólo al 31,5%.

El corrosivo oleico acelera una actividad útil en nuestras venas y corazón. Aumenta el "gran colesterol" (HDL-c), lo que contribuye a disminuir el peligro de enfermedades cardiovasculares.

No utilice nunca manteca para asar en profundidad. Es una grasa trans no adulterada.

Recuerde que la grasa que usted pone en su vida exacerbará mejor o, más corto o más. Ponga recursos en el aceite de oliva virgen o en el aceite de oliva virgen adicional! El aceite de oliva básico es un artículo totalmente único. Es un refinado sin las propiedades del virgen.

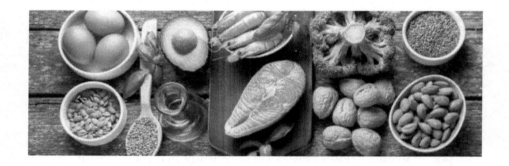

2. **Consume muchas verduras, frutas y legumbres.**
3. **Compre almidones no refinados,** auténtico pan integral, en cantidades cambiadas de acuerdo con su movimiento físico.

4. **Coma gran parte del tiempo pescado,** particularmente pequeño y resbaladizo (o "azul pálido") tres o cuatro veces por semana.

5. **Toma cada día algunos productos lácteos leche y subproductos,** cheddar y yogur (el primer cheddar fue el crujiente de cabra). En el caso de que tengas debilidad por ellos o tengas sobrepeso, opta por las formas desnatadas.

6. **Toma tres o cuatro huevos cada semana.**

7. **Tome la carne y las grasas sumergidas en cantidades disminuidas.** Aléjese a toda costa de las grasas hidrogenadas engañosas.

De este modo, evitar los artículos fabricados o examinar sus nombres con precaución. En el caso de que no tengan grasas trans, pueden tener parte de azúcar.

8. **Toma un par de copitas de vino al día,** en las cenas fundamentales. El vino blanco y la cerveza son opciones. 9. Boicotea los refrescos y los zumos de productos naturales.

9. **Toma frutos secos en forma de bocados y pastas.** Cuidado con las calorías. En los "eventos extraordinarios" tener dulces convencionales de la Dieta Mediterránea construidos de forma nativa.

10. **Haz ejercicio físico**

En el caso de que sigas estas pautas de la Dieta Mediterránea, tendrás una vida más beneficiosa y mejor.

¿Quién debe seguir la dieta mediterránea?

La **respuesta a la pregunta "¿Quién debería seguir la dieta mediterránea?"** es todo el mundo. Todo el mundo debería seguir una dieta saludable con el objetivo de que el individuo en cuestión esté sano en el cuerpo y en la parte superior de la lista de prioridades. Usted debe recordar que usted no persigue una dieta, ya que es un estilo o a la luz del hecho de que usted necesita para perder unas cuantas libras rápidamente.

Usted sigue una dieta porque necesita tener una vida sana. Una dieta es un método para vivir, y la dieta mediterránea ha sido una dieta de este tipo.

Ha sido el método de vida de muchas personas en el Mediterráneo, y este tipo de vida ha sido "encontrado" últimamente por dietistas y nutricionistas de todo el mundo, que actualmente instan a las personas a seguirlo.

¿Es la dieta mediterránea cada vez más apropiada para individuos específicos? La respuesta adecuada es No. La dieta mediterránea es para todos los individuos, en igualdad de condiciones, razas y nacionalidades.

Es tan saludable para una señora blanca en Canadá con respecto a un chino en Australia. Siguiendo la dieta mediterránea, obtenemos seguridad del sol, nos protegemos del crecimiento maligno, y nos hace luchar contra la diabetes y otras enfermedades constantes. La dieta mediterránea es además estupenda y es adecuada para los vegetarianos. Una dieta de prescripción no es una dieta artificial. Es una dieta que se ha desarrollado durante ese tiempo, por lo que serviría a las preferencias y necesidades de los países del Mar Mediterráneo.

Las mujeres deberían seguir la dieta mediterránea. ¿Por qué? Un estudio en curso de Harvard indica que las mujeres que han adoptado la dieta y el método de vida mediterráneos viven más, ¡y sin enfermedades!

La investigación persiguió las propensiones dietéticas de alrededor de 10 mil mujeres de entre 50 y 60 años durante mucho tiempo.

Los resultados fueron asombrosos. Las mujeres que seguían la dieta mediterránea, comiendo montones de frutas y verduras y otros alimentos mediterráneos, llegaban a los 70 años sanas y libres de enfermedades incesantes como las cardiopatías y la diabetes.

Los porcentajes y las proporciones eran acordes con la dieta Med, y esto no es nada inesperado para la gran mayoría de nosotros, y es absolutamente otra información persuasiva y de apoyo en nuestros esfuerzos por persuadir a los no convencidos.

En el caso de que **usted necesita para vencer a la demencia más adelante en su vida,** usted debe seguir la dieta mediterránea como derecho en el tiempo como concebible en su vida, ya que los alimentos mediterráneos son ricos en grasas insaturadas omega-3 que nos ayudan con la lucha contra la memoria y la disminución intelectual. Se descubrió que las personas que siguen la dieta mediterránea son un 19% menos propensas a crear problemas de pensamiento y memoria que las personas que seguían alguna otra dieta. Estos resultados demostraron una vez más que una dieta saludable es una dieta saludable, independientemente de lo que se vea en ella.

¿Es cierto que está usted gordo? ¿Es normal decir que tiene sobrepeso? Pues bien, la dieta mediterránea es indudablemente para usted.

Seguir la dieta mediterránea no afectará inmediatamente a su peso.

De todos modos, te pondrás en forma paso a paso, que es el método correcto para hacerlo, en una ruta saludable y de una manera, que resultará ser una pieza de tu vida. Por lo tanto, las personas que tienen sobrepeso o experimentan los efectos nocivos de la corpulencia deben seguir el libro de la dieta mediterránea "La dieta mediterránea" en el que aclara cómo se puede unir a las propensiones básicas de la alimentación griega y los engaños en su dieta con el objetivo de que pueda hacerla más ventajosa y más deliciosa! Puedes intentarlo.

¿Le gusta el yogur? ¿Te gusta el yogur griego? En el caso de que la respuesta adecuada sea cierta, en ese momento, estás preparado para seguir y abrazar la dieta mediterránea. El yogur griego es una pieza de la dieta mediterránea junto con otros productos lácteos, por ejemplo, el cheddar blanco, y puedes apreciarlos con cierta moderación. Los beneficios y las cualidades nutritivas del yogur griego son notables, y esta es la razón por la que se ha hecho tan conocido en los EE.UU., y es actualmente su prominencia se está expandiendo en diferentes naciones como el Reino Unido, Canadá y Australia. El yogur griego es un yogur estresado con muchos más suplementos y considerablemente menos calorías que el yogur típico.

¿Adoptarán las personas con salarios bajos la dieta mediterránea? No es así. La dieta mediterránea no es para los ricos ni para los individuos de la ciudad.

Es para todo el mundo. En realidad, los habitantes de los pueblos de España, Grecia, Italia, Marruecos y Líbano no son los más extravagantes de sus naciones, pero llevan miles de años viviendo con la dieta mediterránea.

Puedes elegir frutas y verduras de temporada para hacer tus cenas. En el caso de que puedas, incluso puedes desarrollar tus propias verduras y frutas. Las legumbres que se pueden gastar constantemente no son tan costosas, y hay numerosas recetas de la dieta mediterránea deliciosas que puede utilizar para hacer comidas deliciosas y saludables.

Toda la familia debería seguir la Dieta Mediterránea. Esta es la respuesta a la pregunta sobre quién debe seguir la dieta mediterránea.

Es imperativo entender que en la posibilidad de que usted es una madre o un padre que necesitaría a sus hijos a abrazar una dieta saludable el más puntual en sus vidas con el objetivo de que se familiaricen con el estilo de vida de una dieta saludable dirigiría y cuanto antes se pasan por alto la alimentación rápida y de mala calidad que otros comen, mejor sería para usted y su bienestar.

Puedes sustituir los tentempiés poco saludables por un yogur saludable o unos palitos de zanahoria o apio, y seguro que puedes disminuir la

alta utilización de carnes rojas y hamburguesas con alimentos más ventajosos como el pescado, el pollo, las legumbres y el cheddar blanco.

En uno de nuestros artículos actuales, "¿Cómo puede recibir la Dieta Mediterránea toda la familia?", hemos dado algunos consejos de apoyo para las madres y los padres que necesitan tener una familia sana.

Teniendo todo en cuenta, es evidente que podemos expresar que todo el mundo debe y tiene que seguir la dieta mediterránea. Nos lo debemos a nosotros mismos, a nuestras familias y a nuestras redes. Generalmente afirmamos que la aversión es superior a todo lo que se arregla, y esto es lo que se hará con la dieta mediterránea. Al abrazar la dieta Med, seguimos siendo más beneficioso, y en consecuencia, podemos vivir más años

saludable empujando las incesantes enfermedades más abajo y presumiblemente manteniendo una distancia estratégica de la mayoría de ellas. Hay que señalar aquí que la dieta mediterránea por sí misma no puede hacer maravillas. Hay que practicar ya que el ejercicio físico es el segundo y

pieza fundamental de una vida sana. Puedes sin mucho esfuerzo ejercitarte básicamente paseando 30-40 minutos cada

día, y esto te permitiría estar en forma.

Consolidar la dieta mediterránea saludable con el ejercicio físico, y vivirás numerosos y saludables años.

Ejecución correcta del programa

Todo lo que necesitas para empezar a comer y practicar una Dieta Mediterránea es tan sencillo como el abecedario. En primer lugar, nunca debería ser una experiencia desalentadora.

Sin embargo, si al hacer el cambio tiene la impresión de que tiene que revisar por completo sus listas de la compra de alimentos y sus hábitos alimentarios, mantenga la calma; ¡empiece poco a poco! Siempre, los pequeños pasos te llevan a resultados más grandes y a un mayor kilometraje. Quizá empezar poco a poco sea el único procedimiento viable para seguir el régimen.

Tomar la transición

Su objetivo final es diseñar un plan de alimentación sostenible para consumir más comidas de estilo mediterráneo. La transición le proporciona una docena de pequeños pasos para elegir desde el principio. Convierte tu elección, con el tiempo, en un hábito.

Una vez que su elección estratégica se convierta en parte de su rutina alimenticia y considere que está preparado para seguir adelante, dé otro paso.

Independientemente del paso que elijas para empezar, cada uno de ellos te motivará para poner en marcha un programa adecuado con la Dieta Mediterránea y cosechar las recompensas del régimen. Los prudentes que se han pasado a este enfoque alimentario suelen declarar al unísono que ya no consumirán alimentos de ninguna otra manera.

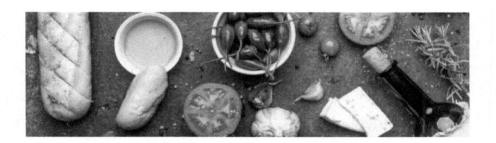

Comience a compartir el pan en el desayuno: En la medida de lo posible, comience el día comiendo junto a su familia con un desayuno abundante de cereales integrales, frutas frescas y otros alimentos llenos de fibra. De este modo, te mantendrás agradablemente satisfecho durante horas.

Prohibir la mantequilla | Cambiar las grasas para ensaladas | Obtener aceites óptimos: Utilice sólo aceites y grasas puros y saludables en sus recetas de comida. Los aceites de oliva y canola son sustitutos saludables de la mantequilla, la margarina y los aceites vegetales o de coco. Estos aceites saludables son los mejores para tus ensaladas, aderezos, cremas para untar, salsas, así como para cocinar. También puede probar la tahina -una pasta espesa creada a partir de semillas de sésamo molidas- para sus salsas o pastas para untar y como ingrediente habitual en las recetas de ensaladas.

Coma a diario diversas verduras | Llénese frecuentemente de frutas frescas | Prepare semanalmente viandas vegetarianas: Garantiza siempre una variedad y abundancia de alimentos de origen vegetal
para componer la mayoría de sus comidas. Esfuércese por consumir de 7 a 10
raciones de fruta y verdura al día. Las ensaladas y las sopas, así como las bandejas de crudité -verduras crudas servidas como aperitivo- son excelentes métodos de preparación de alimentos para cargar de verduras.

Intenta cumplir un mes sin carne preparando semanalmente un par de viandas vegetarianas. Empieza simplemente eligiendo un día en el que puedas preparar comidas con verduras, cereales integrales y legumbres. En cuanto le cojas el tranquillo, pasa a cocinar tus comidas vegetarianas en un par de cenas a la semana.

Gane poco a poco buenos granos - 'De medio a todo entero': Explore el uso de una serie de granos enteros y sin refinar en sus comidas. Por ejemplo, preparar un tazón de avena al vapor es ideal para el desayuno en una mañana fría. Prueba a servir quínoa, que se cocina en 20 minutos, como guarnición en las comidas de la semana. Para una sopa caliente y satisfactoria, combina la cebada, rica en fibra, con las setas.

Incluso puedes experimentar con las palomitas, que son esencialmente un grano entero; prepáralas de forma saludable haciendo estallar los granos de maíz al aire y renunciando a la mantequilla. En su lugar, un chorrito de aceite de oliva completará la preparación.

Complemente su consumo con otros alimentos integrales, como la pasta y el pan de trigo integral.

Sin embargo, si todavía tiene dificultades para hacer la transición desde sus favoritos refinados habituales, experimente mezclando un grano no refinado con un homólogo refinado, a medias (es decir, media cantidad de pasta integral con media cantidad de pasta blanca). Haz el cambio gradualmente hasta que utilices los cereales integrales por completo.

Mordisquea frutos secos: Asegúrate de tener un puñado de frutos secos a mano allá donde vayas. Los frutos secos, independientemente de su tipo, pueden ser un tentempié satisfactorio cuando se está de viaje. Opte por la mantequilla de cacahuete natural en lugar de las que tienen grasas hidrogenadas añadidas. Pruebe el tahini como salsa o para untar en el pan.

Un festín de pescado graso: Aparte de las legumbres, el pescado graso es la proteína alternativa a elegir en su plan de dieta mediterránea. Intente consumir pescado y marisco al menos dos veces por semana. Incluso los pescados más magros y con menos grasa (como el bacalao o la tilapia) siguen mereciendo la pena, ya que proporcionan una buena fuente de proteínas.

Si actualmente no consume suficiente pescado en su dieta, considere la opción de designar un día seleccionado cada semana para comer pescado, por ejemplo, el "viernes de pescado". Alternativamente, intente incorporar el pescado en el mayor número posible de sus preparaciones alimenticias favoritas, como los salteados, las sopas y los tacos.

Asar el pescado o cocinarlo en paquetes de papel de aluminio o en papel pergamino tiene un gran sabor y requiere poca limpieza. Sin embargo, evite comer pescado frito, a menos que lo saltee en pequeñas cantidades de aceite de canola.

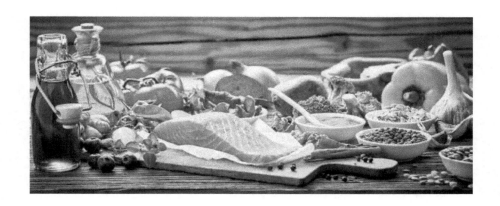

Diseña postres con frutas frescas: La forma más saludable de satisfacer su gusto por los dulces es consumir frutas frescas, que generalmente son fuentes ricas en antioxidantes, vitamina C y fibra. Opte por una variedad de frutas como postre en lugar de dulces azucarados y con almidón.

Puedes tomar algunas frutas rociadas con pequeñas cantidades de azúcar moreno o miel si eso es lo que te permite comerlas más. También es una buena idea llevar un par de frutas al trabajo para alternarlas con tus tentempiés de frutos secos. Además, procura tener siempre fruta fresca a la vista en casa para poder tomar al instante un tentempié saludable en cuanto el estómago empiece a rugir.

Wassail con vino: Brindar con una copa de vino por una alimentación saludable no significa hacerlo todo el tiempo ni llenar la copa de vino a tu antojo y placer. En realidad, beber vino es opcional con la dieta; pero si quieres celebrar tu comida con gratificantes sorbos de vino, hazlo con tus comidas y cenas (y con el consentimiento de tu médico).

Si eres abstemio, quizá no quieras empezar a beber vino sólo por la dieta. Como alternativa al vino, bebe zumo de uva o cualquier infusión de hierbas de tu elección.

Controle el consumo de cremas y quesos. Al promover hábitos alimentarios saludables, el Departamento de Agricultura de EE.UU. recomienda un consumo limitado de grasas saturadas, que no supere el 10% de las necesidades totales de ingesta calórica diaria (aproximadamente 200 calorías para la mayoría de las personas). En cuanto a la práctica de la dieta, esto indica que se puede seguir disfrutando del consumo de productos lácteos, pero sólo con quesos bajos en calorías, bajos en grasa, no procesados o naturales, yogures sin grasa o naturales, y leche descremada o desnatada, que sólo tiene un 0,5% de grasa.

Condimentar con especias: Las especias, junto con las hierbas, dan sabor a los alimentos. Utiliza menos sal cuando condimentes tus comidas; basta con una pizca o una medida de pellizco. En su lugar, abastécete de hierbas y especias para sazonar tus comidas.

Evite los filetes | Lea el marmolado de las carnes rojas: Mientras pueda, evite los filetes, así como las carnes muy procesadas y con alto contenido en grasa.

Sustituya las carnes rojas por pescado o carnes blancas de ave. Si no puede eliminar totalmente las carnes rojas de su dieta, lea la red de venas blancas de las carnes rojas y elija cortes más magros y pequeños con menor marmoleo. Asegúrese de que el tamaño de los cortes no supere las dimensiones de una baraja de cartas estándar.

Saboree las grapas sensualmente entre bocados: El régimen es tanto un ritual o un estilo de vida como una dieta. En lugar de engullir la comida frente al televisor, siéntate a la mesa con tu familia o amigos. Celebre la bondad de su compañía y la salubridad de sus comidas compartiendo los alimentos más importantes con todos los presentes y reduciendo la velocidad de la cena.

Comer despacio forma parte de la alimentación consciente. Te permite tomarte tu tiempo para saborear los sabores y aromas de cada uno de tus bocados. Esto le permite sintonizar con las señales de hambre y saciedad de su cuerpo. Te sentirás mejor comiendo sólo hasta estar lleno que hasta reventar de satisfacción.

Lo que hay que hacer y lo que no hay que hacer durante las cenas

El estilo de alimentación y el enfoque de la Dieta Mediterránea abarcan el ejercicio de las actuaciones propias del programa de

---

el plan dietético mientras se está fuera de casa (es decir, en fiestas, restaurantes o pidiendo comida para llevar). Una vez más, todo es sencillo para hacer que la mayoría de las comidas que se disfrutan fuera de casa sean adecuadas para el régimen.

Opta por el pescado o el marisco como plato principal.

Pida a su anfitrión de antemano, o a su camarero, que fría su comida en aceite de oliva virgen extra.

Basta con tener en cuenta que hay que seguir todos los pasos estratégicos para llevar a cabo la transición al régimen.

Hechos y falsedades

La Dieta Mediterránea se encuentra entre las filosofías dietéticas más exaltadas y elogiadas que existen. Como tal, no es de extrañar que haya recelos o confusión en torno a la esencia del programa dietético.

Aquí están los hechos que aclararán las falsedades, y algunas de las dudas y conceptos erróneos más comunes sobre el régimen:

Falsedad-1: El estilo de alimentación y el enfoque del régimen son demasiado costosos.

Realidad: Si se adhiere a una dieta basada principalmente en plantas y granos enteros y crea sus comidas a partir de lentejas y frijoles como su principal fuente de proteínas en lugar de las carnes más caras

---

y productos lácteos, entonces la Dieta Mediterránea demuestra ser mucho menos costosa, en comparación con servir comidas de alimentos procesados, envasados y para llevar.

El hecho es que los mediterráneos apodaron el régimen como la "dieta del pobre", pero siguen estando orgullosos de su rico patrimonio culinario. Si hubiera sido demasiado costoso, el régimen no habría durado desde su concepción hasta hoy.

Falsedad-2: Si una copa de vino tinto al día es saludable para el corazón, entonces tres copas son el triple de buenas.

Realidad: El consumo moderado de vino tinto -una copa al día para las mujeres y dos para los hombres- tiene sin duda beneficios distintivos para la salud del corazón. Sin embargo, como dice el viejo refrán: "Demasiado de algo es perjudicial; por lo tanto, practique todo con moderación". Beber vino tinto en más de las porciones diarias sugeridas produce efectos adversos.

Falsedad-3: Consumir enormes tazones de pan y pasta es la forma clásica de comer en el Mediterráneo.

Realidad: El pueblo transnacional mediterráneo no come de esa manera, sino que lo hace la raza americana. Normalmente, la pasta en el Mediterráneo es un plato de acompañamiento con una ración de entre ½ taza y 1 taza como máximo.

El resto de sus platos son verduras, ensaladas, pescado o una pequeña porción de carne orgánica y alimentada con pasto, tal vez una rebanada de pan integral.

Qué comer y qué evitar

Coma libremente

Verduras - Llena tu plato de verduras nutritivas y coloridas, ya sean salteadas, al vapor, asadas, a la parrilla, en escabeche o crudas. Las verduras que puedes consumir son las verdes, la cebolla, las chalotas, los puerros, el apio, el ajo, el jengibre, las patatas, los boniatos, los ñames, los nabos, la coliflor, el brócoli, las coles de Bruselas, las zanahorias, los tomates, las alcachofas, las berenjenas, los pimientos, etc. Puedes echar tus verduras favoritas en una ensalada, mezclarlas en un revuelto de huevos o untarlas en la pizza.

Frutas - Tome frutas saludables repletas de fibra y antioxidantes como la manzana, el aguacate, el plátano, las bayas, los dátiles, los higos, las uvas, las aceitunas, las naranjas, las peras, los melones, los melocotones y otras frutas. Consuma todo tipo de frutas en la medida de lo posible, desde las cultivadas localmente hasta las de temporada. Y, sólo coma frutas cuando tenga antojo de azúcar o después de la comida o la cena.

Granos saludables: los granos están llenos de antioxidantes y fibra. Los cereales permitidos en la dieta mediterránea son los integrales, como la avena, el arroz integral, la quinoa, el farro, el cuscús, el amaranto, el bulgur y el trigo sarraceno. Además, hay que optar por alternativas de granos integrales para el pan y la pasta.

Proteínas - Incluya una buena proteína en su plan de comidas que incluya mariscos repletos de ácidos grasos omega-3 como el salmón, la trucha, el atún, las anchoas, las ostras, las sardinas, las gambas, los mejillones, los cangrejos, las almejas, los mariscos, etc. También puedes obtener proteínas de origen vegetal como los frutos secos, las semillas, las alubias y las legumbres como las judías, las lentejas, las legumbres, los guisantes, los garbanzos, los cacahuetes, las nueces, las avellanas, las nueces de macadamia, los anacardos, las semillas de calabaza, las semillas de girasol, las semillas de sésamo, las almendras, etc. Añádelas a tus ensaladas o como tentempié.

Grasas - La principal fuente de grasa en la dieta mediterránea es el aceite de oliva. Puede utilizarlo para cocinar alimentos, preparar salsas, hornear, hacer vinagretas para las ensaladas y mucho más. También puede utilizar otras variedades de aceites saludables como el aceite de cacahuete, el aceite de canola y el aceite de cártamo.

Bebidas - Bebe mucha agua para mantenerte hidratado. Puedes añadir sabores al agua tomando limonada o agua con gas. Además, también puede disfrutar de una porción de vino tinto al día. Tomar vino aumenta el nivel de colesterol bueno, des estresa y realza los sabores de la comida. El té y el café (sin azúcar) también son aceptables.

Comer con moderación

Proteínas: Tu primera opción para obtener proteínas debe ser el pescado y el marisco.

Sin embargo, también puedes optar por las aves de corral, como el pollo, el pato o el pavo, y los productos lácteos, como el yogur griego, el queso y los huevos.

Grasas: Otras opciones de grasa son los quesos como el parmesano completo, la crema de coco, la mantequilla de cacahuete, la mantequilla de almendras, etc.

Comer sólo en raras ocasiones

Carne roja: Puedes disfrutar de la carne roja en la dieta mediterránea, pero rara vez. Y, sólo cocine la que sea orgánica y alimentada con pasto, incluyendo la carne de vaca, cordero, cerdo y algunas otras. Evite las carnes procesadas o sin procesar.

Evite

Alimentos muy procesados: evite comprar alimentos elaborados en la fábrica y etiquetados como bajos en grasa.

Granos refinados: no consuma pasta y pan hechos con harina blanca, harina común, trigo refinado, etc.

Aceite refinado - Los aceites poco saludables están estrictamente prohibidos en la dieta mediterránea, como el aceite de canola, el de soja y otros.

Grasas trans: evite por completo las grasas trans en la dieta mediterránea. Se encuentran en la margarina y en los alimentos procesados.

Azúcares añadidos - El azúcar, excepto el natural, no está permitido en la dieta mediterránea, incluyendo el azúcar de mesa y el presente en helados, caramelos, refrescos, zumos de frutas, bebidas azucaradas y otros artículos.

Carnes procesadas - Deben evitarse las carnes que no sean orgánicas, alimentadas con pasto o de pastoreo, incluyendo los perros calientes, las salchichas procesadas, etc.

Algunas notas importantes sobre la alimentación

Los alimentos exactos que se deben incluir en la dieta mediterránea son un poco controvertidos, ya que hay muchos países con una gran variedad de alimentos. Lo más importante es que no hay una lista definitiva. Teniendo esto en cuenta, su dieta debe ser rica en alimentos naturales de origen vegetal y baja en alimentos de origen animal. También se recomienda no comer carne al menos un día a la semana y comer marisco al menos dos veces por semana.

Otras cosas que forman parte del estilo de vida mediterráneo son la actividad física, compartir las comidas en familia y disfrutar de la vida en general. No todo es la comida. La mentalidad es importante en este nuevo estilo de vida.

Qué se puede beber con la dieta mediterránea

Como en todas las dietas existentes, el agua será su bebida preferida. Sin embargo, un vaso de vino tinto cada noche es una adición opcional, aunque beneficiosa, a este estilo de vida, pero no debes consumir vino si tienes un problema de alcoholismo o algo parecido.

También está permitido tomar café y té, siempre que no se les añada azúcar.

Evite todas las bebidas con azúcar, incluidos los zumos de frutas, que tienen un alto contenido en azúcar.

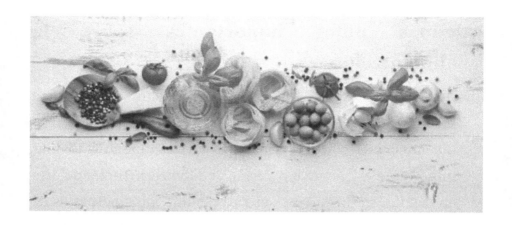

Sorprendentes opciones de aperitivos

Tres comidas al día son suficientes para quienes eligen el estilo de vida mediterráneo. Sin embargo, habrá momentos en los que tendrás hambre entre las comidas.

Quedarse con hambre nunca es recomendable, ya que provocará poderosos antojos, así que aquí tienes algunos tentempiés que puedes utilizar para suplir esas carencias.

- Un puñado de frutos secos debería ser un tentempié adecuado.
- La fruta entera es otra gran opción.
- Las zanahorias son uno de los aperitivos favoritos de muchas personas que siguen este estilo de vida.
- Las bayas pueden darte un pequeño impulso de energía para pasar el día.
- Una pequeña porción de las sobras de la noche anterior puede servir como un buen tentempié. Eso sí, asegúrate de no abusar.
- El yogur griego es un delicioso tentempié, pero debe consumirse con moderación.
- Seguir la dieta mediterránea cuando se come fuera de casa

A diferencia de muchas otras dietas, es fácil seguir la dieta mediterránea cuando se come fuera. La mayoría de los restaurantes tienen opciones que se ajustan a este plan. He aquí algunos ejemplos:

- Busque en la carta un producto de pescado o marisco para pedirlo como plato principal.
- Algunos restaurantes permiten la opción de freír los alimentos en aceite de oliva, pero hay que solicitarlo.
- Pregunta si el pan y la pasta son integrales. Si no es así, puedes prescindir de ellos.

La clave es saber qué alimentos hay que evitar y no pedirlos.

Aprenda a leer las etiquetas

Aprender a entender las etiquetas de los alimentos es uno de los aspectos más importantes para comer más sano. Las empresas son muy hábiles a la hora de ocultar alimentos poco saludables detrás de etiquetas de fantasía. Aquí tienes una guía paso a paso para ayudarte a empezar.

Paso 1: Información sobre el servicio

Comience siempre con la información sobre las porciones. Algunas empresas intentan ocultar alimentos poco saludables detrás de porciones pequeñas. Por ejemplo, 40 calorías parecen increíbles hasta que te das cuenta de que el tamaño de la porción es sólo una cucharada.

Asegúrese de prestar mucha atención al tamaño de la porción para estar seguro de que no se esconde nada detrás.

Paso 2: Calorías por ración

Después de ver el tamaño de la porción, comprueba el total de calorías por porción. A continuación, eche cuentas y sume el total de calorías por envase para ver el total de calorías si consume todo el envase. Contar las calorías es importante para llevar un estilo de vida más saludable. Si quieres perder peso, debes ponerte en un déficit calórico.

Paso 3: Limitar ciertos nutrientes

Debe limitar la cantidad de grasas saturadas y sodio que consume. También debe evitar por completo las grasas trans. Elija siempre alimentos que limiten estos nutrientes.

Paso 4: Asegúrese de consumir estos nutrientes

La fibra dietética, las proteínas, el calcio y otras vitaminas son parte necesaria de un estilo de vida saludable. Asegúrese de que está ingiriendo una cantidad suficiente de estos nutrientes saludables leyendo la etiqueta de los alimentos.

Paso 5: Conozca los valores diarios

Por último, los valores diarios le mostrarán el porcentaje de cada nutriente basado en una dieta de 2.000 calorías. Como regla general, tendrá que elegir alimentos que tengan un valor diario del cinco por ciento o menos si quiere consumir menos de un nutriente. Si quiere obtener más cantidad de un nutriente, elija alimentos que tengan un valor diario de al menos el 20 por ciento.

Un par de datos más importantes

Una vez más, los valores diarios se basan en una dieta de 2.000 calorías, por lo que es posible que tenga que reducir esos valores en función de sus necesidades dietéticas. Por ejemplo, si quieres perder peso, es probable que tengas que comer menos de 2.000 calorías.

Si la etiqueta de un alimento dice que contiene 0 g de grasas trans pero tiene "aceite parcialmente hidrogenado" en la lista de ingredientes, entonces probablemente contiene menos de 0,5 g. Un nutriente que contiene menos de 0,5 g puede estar etiquetado como 0 g, pero si consumes más de una porción, entonces se sumará rápidamente. Asegúrate de prestar atención a la lista de ingredientes.

La pirámide alimentaria de la Dieta Mediterránea

El estilo de vida mediterráneo sigue una pirámide alimentaria muy específica que probablemente sea un poco diferente a la que usted está acostumbrado. Se da prioridad a determinados grupos de alimentos, mientras que otros deben consumirse con moderación. Los estudios han demostrado que estos alimentos protegen de los efectos de ciertas enfermedades crónicas.

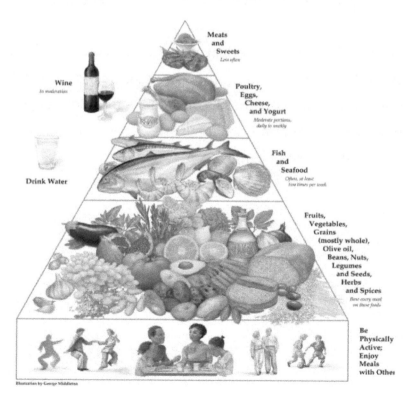

En resumen, los alimentos de origen vegetal constituyen la mayor parte de esta pirámide alimentaria, por lo que deben consumirse en mayor proporción que el resto. Observará que todas las recetas de este libro están compuestas principalmente por alimentos de origen vegetal. Estos son algunos de los puntos principales de la pirámide alimentaria mediterránea.

Estos deben ser consumidos todos los días

Sus comidas deben estar construidas en torno a estos tres elementos.

Cereales integrales: Debes consumir al menos una ración completa de cereales integrales en cada comida. Pueden ser en forma de pan, pasta, arroz y cuscús.

Verduras: Debe consumir al menos dos raciones de verduras por comida. La inclusión de una variedad de verduras diferentes asegura que usted está recibiendo todos los antioxidantes adecuados y nutrientes protectores.

Frutas: Debes consumir al menos dos raciones de fruta al día. Verás que el desayuno y los postres de última hora son tus mejores opciones para comer fruta.

Asegúrese de beber suficiente agua

Sé que no es exactamente un grupo de alimentos, pero es esencial que bebas la cantidad adecuada de agua al día.

Divida su peso por la mitad para determinar cuántas onzas de agua debe beber al día. Por supuesto, esta cantidad cambiará ligeramente en función de tu edad y de la cantidad de actividad física que realices cada día.

Una buena hidratación es importante porque ayuda a mantener el equilibrio en el organismo.

Consuma estos alimentos con moderación a diario

Estos son algunos de los alimentos más importantes para la dieta mediterránea, pero deben consumirse con moderación.

Productos lácteos: Deberías consumir al menos una ración al día. Los productos lácteos poseen una gran cantidad de nutrientes esenciales que contribuyen a la buena salud de los huesos y también pueden ser una increíble fuente de grasas saludables.

El aceite de oliva: Hay una razón por la que el aceite de oliva se encuentra en el centro de la pirámide alimentaria mediterránea. Todo este modo de vida gira en torno a él. El aceite de oliva es muy nutritivo, y su composición única proporciona una resistencia a la cocción mucho mayor que la de otros aceites. También se puede utilizar para hacer increíbles aderezos caseros para ensaladas. Sólo asegúrate de limitarlo a una cucharada por comida.

¿Cómo puede ayudar la dieta mediterránea a su salud?

Desde hace décadas, los investigadores han constatado que las personas que siguen el patrón de la Dieta Mediterránea suelen padecer menos enfermedades crónicas, junto con reducciones de la presión arterial, los lípidos en sangre y el peso. La Dieta Mediterránea también ayuda a reducir los niveles de azúcar en sangre a largo plazo, según un estudio de 2013 publicado en el American Journal of Clinical Nutrition. Todos estos resultados abrumadoramente positivos han llevado a médicos, dietistas, educadores en diabetes y muchos profesionales de la salud a recomendar la Dieta Mediterránea a sus pacientes año tras año. De hecho, es uno de los tres patrones de alimentación recomendados en la edición actual de las Guías Alimentarias para los Estadounidenses.

Los numerosos beneficios para la salud ligados a este estilo de alimentación incluyen la reducción del riesgo de:

La enfermedad de Alzheimer: A medida que envejecemos, nuestro cerebro se encoge. En varios estudios, incluido uno publicado en Neurology en 2017, los investigadores descubrieron que las personas que se alimentan según la Dieta Mediterránea suelen mantener un cerebro de mayor tamaño que los que no se alimentan de esta manera. Algunos médicos especulan que tener un cerebro más grande puede ayudar a disminuir el riesgo de enfermedades cerebrales, incluyendo la demencia y el Alzheimer.

Artritis: En un puñado de estudios, los investigadores han encontrado asociaciones entre el consumo de la Dieta Mediterránea y la reducción del dolor causado por la osteoartritis y la artritis reumatoide. Entre los alimentos específicos que alivian los síntomas se encuentran el aceite de oliva virgen extra y los cereales integrales ricos en fibra, según un estudio de 2013 publicado en el Journal of Nutritional Biochemistry.

Asma: Tanto en los países mediterráneos como en los no mediterráneos, los científicos han descubierto que la Dieta Mediterránea parece tener un efecto protector contra el asma y las sibilancias en los niños, según un estudio de 2017 en Public Health Nutrition. En algunos estudios, esta asociación también se observó en los bebés de madres que seguían la dieta mediterránea.

Cáncer: Existe un fuerte consenso entre los profesionales de la salud de que seguir la Dieta Mediterránea está relacionado con la reducción de las tasas de cáncer en general. Las asociaciones de reducción del cáncer son incluso más fuertes para los cánceres del tracto digestivo, como se informó en un estudio de 2017 en Cancer Genomics and Proteomics.

Enfermedades cardiovasculares: La mayoría de los profesionales de la salud están de acuerdo en que la Dieta Mediterránea reduce el riesgo de enfermedades del corazón, una asociación mencionada en las Guías Alimentarias para los Americanos.

La diabetes: Los investigadores de nutrición han encontrado repetidamente asociaciones entre las tasas más bajas de diabetes tipo 2 y esta dieta. En algunos de los ensayos más convincentes, publicados en 2018 en Nutrition & Diabetes, los investigadores compararon una dieta baja en grasas con la dieta mediterránea, mucho más rica en grasas, y descubrieron que, entre otros indicadores de salud, las tasas de diabetes eran menores en las personas que seguían la dieta mediterránea.

Presión arterial alta: Las grasas saludables que se encuentran en la Dieta Mediterránea son probablemente una de las claves de las tasas de presión arterial más bajas que se encuentran en las personas que siguen este patrón de alimentación. Estas grasas saludables incluyen las grasas mono insaturadas que se encuentran en el aceite de oliva y en algunos frutos secos y las grasas omega-3 que se encuentran en la mayoría de los pescados.

Colesterol alto: Es probable que la Dieta Mediterránea pueda reducir el riesgo de enfermedades del corazón en parte porque las personas que se alimentan de esta manera tienen niveles más bajos de colesterol LDL en la sangre. Las LDL son el colesterol "malo", que es más propenso a acumular depósitos en las arterias.

En enero de 2018, después de revisar 40 planes de dieta diferentes, la revista U.S. News & World Report y un panel de expertos en salud clasificaron la Dieta Mediterránea como la Mejor Dieta en general (empatada con la dieta DASH), así como el plan de dieta más fácil de seguir.

Desventajas de la dieta mediterránea

Cuando se trata de una nueva dieta, puede haber inconvenientes que tenga que superar. Tanto si se trata de familiarizarse con nuevos ingredientes como de tener que ser consciente de la ingesta de calorías, habrá retos a los que tendrá que adaptarse para tener éxito en su nuevo estilo de vida. Hemos mencionado muchos de los beneficios que conlleva la dieta mediterránea, pero hay algunos escollos comunes que hay que tener en cuenta para no arruinar los progresos que ha hecho.

La dieta mediterránea no le dice exactamente cuánto debe comer. No hay un recuento exacto de calorías ni un desglose de proteínas, grasas o hidratos de carbono, como la dieta cetogénica hace que sus seguidores cuenten y hagan un seguimiento. Para las personas que están acostumbradas a dietas estrictas en las que están acostumbrados a contar las calorías o el seguimiento de sus porciones, puede ser difícil adaptarse a toda la libertad!

A algunas personas les encanta esto porque les permite la libertad de planificar sus comidas y comer un poco menos a veces y un poco más otras veces - ¡sin dejar de seguir su dieta!

El único problema es si eso lleva a comer en exceso, lo que puede ser peligroso. Por eso es importante que te asegures de que eres consciente del tamaño de tus raciones y de la cantidad que comes. No es necesario contar las calorías, pero sí hay que evitar picar más de la cuenta y asegurarse de equilibrar las comidas con una rutina de ejercicios.

No todo el mundo debería beber vino. La dieta mediterránea lleva implícito el principio de beber vino. Las personas que ya aman el vino y lo beben con frecuencia pueden amar la dieta mediterránea, incluso más, sabiendo que se fomenta. Pero es importante que no se beba en exceso. La idea es la moderación, es decir, una copa al día para las mujeres y un par para los hombres (que suelen tener un índice de masa corporal más elevado). Si bebes demasiado e ignoras estos límites, puedes provocar otros problemas de salud y aumentar el riesgo de alcoholismo. Al abusar del hábito, estás provocando más problemas de salud. Pero no todo el mundo puede o debe beber vino. Si estás tomando cierta medicación, si tienes pancreatitis o si tienes antecedentes de alcoholismo en tu familia, no se recomienda beber vino. También hay personas que deciden abstenerse del alcohol por motivos religiosos. A estas personas se les anima a seguir la dieta mediterránea porque la propia dieta saludable puede ayudar a mejorar su salud sin necesidad de beber vino.

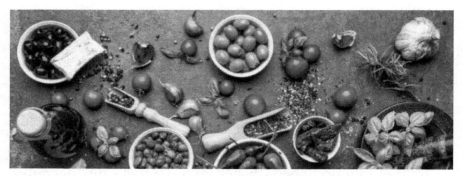

Para los amantes de la carne puede ser difícil adaptarse. Si eres alguien que come carne roja con frecuencia durante la semana, incluso en varias comidas al día, la dieta mediterránea puede ser un ajuste difícil. Al igual que con cualquier dieta, siempre parece más tentador y delicioso querer lo que no se puede tener. Para las personas que comían siempre carne roja, puede costarles acostumbrarse a otras fuentes de proteínas como el pescado, las legumbres y las judías. Si eres alguien que no ha experimentado con el marisco antes, ¡puede ser una experiencia totalmente nueva! Pero lo importante es aceptar esa experiencia y entender por qué es necesaria para seguir esta dieta. La carne roja está relacionada con un mayor riesgo de enfermedades del corazón, algo que la dieta mediterránea intenta combatir. Sustituyendo la carne roja por proteínas saludables, puedes ver resultados beneficiosos para la salud como la reducción del colesterol, la disminución de la presión arterial y el aumento de las cifras de colesterol bueno. Tenga en cuenta estos objetivos cuando eche de menos desayunar beicon.

Tienes que ser consciente de tu consumo de grasas "buenas". La dieta mediterránea fomenta el consumo de grasas buenas que son saludables para la dieta, como los frutos secos, las semillas, el aceite de oliva y el queso.

El problema es que si comes en exceso y consumes demasiadas de estas grasas, lo que a su vez te hará ganar peso y aumentar el riesgo de enfermedades del corazón.

Dado que no hay un libro de reglas ni un tamaño de ración que sirva de guía en la dieta mediterránea, tienes que ser consciente de tu propia ingesta. Si tomas más de un puñado de frutos secos como tentempié, utilizas aceite de oliva en todos tus platos y añades queso o frutos secos como guarnición de tu ensalada, ¡puede que sea demasiado! Tienes que ser consciente de tu límite de picoteo para asegurarte de que no estás consumiendo demasiadas calorías. A pesar de esta preocupación, la mayoría de las personas son conscientes de sus hábitos alimenticios y saben que más de un puñado de frutos secos puede significar demasiadas calorías.

No hay que seguir ningún recuento de raciones. Como mencionamos anteriormente que no hay una guía calórica para la dieta mediterránea, tampoco hay un conteo de porciones diarias a seguir.

Muchas dietas le dirán cuántas proteínas, carbohidratos o frutas y verduras debe consumir, y cuán bajo (o alto) debe ser su consumo de grasas. Si miras la pirámide alimentaria mediterránea, utiliza términos como "consumir a menudo" o "consumir con moderación".

¡Pero no hay nada exacto en eso! ¿Se puede tener dos veces por semana? ¿Y tres veces por semana? ¿Es demasiado o suficiente para encajar en la etiqueta de "a menudo"? Estos términos son difíciles de descifrar y pueden ser duros para las personas que están acostumbradas a una dieta estricta que les dice exactamente qué cantidad de cosas deben comer en un día.

Lo más importante es ser consciente de tu consumo e intentar tener un menú variado. Hay muchas fuentes de proteínas que deberías incorporar a lo largo de la semana, así que no puedes tener la excusa de comer carne roja con demasiada frecuencia.

Las frutas y las verduras deben formar parte de tu dieta diaria, por lo que debes buscar nuevas combinaciones y deliciosas recetas que probar. Se trata de incorporar una dieta variada para obtener una variedad de vitaminas y minerales. Evitar comer en exceso y ser consciente de tus hábitos alimentarios también es clave.

No dé por sentado que la dieta es todo pasta y pan. Es un error común en Occidente pensar que las comidas de la gente del Mediterráneo consisten en pasta con queso y deliciosa, ¡que puede ser! Pero la verdad es que la región mediterránea nunca comió pasta en porciones tan grandes como nosotros. Tomaban tal vez media taza o una taza como tamaño de la porción e incluían otras cosas en su comida como verduras, pan integral y pescado. Era una parte de su comida, no un plato entero. Si eso es lo que supones al seguir la dieta mediterránea, puede que te sorprendas al darte cuenta de que tienes que comer más que eso. Se trata de una dieta equilibrada que consiste en una variedad de fuentes de proteínas, verduras, cereales integrales, marisco, fruta, vino tinto y, ocasionalmente, carne y aves de corral. Hay que incorporarlo todo para obtener beneficios para la salud. Por eso es tan importante investigar sobre una dieta para saber en qué se está metiendo.

La gente puede olvidar que debe incorporar el ejercicio a su estilo de vida. A menudo la gente se emociona al probar un nuevo plan de dieta y ver los resultados de pérdida de peso que vienen con él, pero no se dan cuenta de que también hay que vivir un estilo de vida activo.

Con esta dieta, usted espera obtener los mismos efectos sobre la salud que tiene la gente del Mediterráneo, pero no puede hacerlo sin seguir su dieta y su estilo de vida activo. La gente de allí incorpora con frecuencia el ejercicio en su vida, simplemente haciendo cosas como caminar, ir de excursión o nadar. Si sólo sigues la dieta mediterránea y sientes que no estás perdiendo peso lo suficientemente rápido, entonces te estás privando del ejercicio que podría ayudarte a perder más. No puedes seguir sólo una parte de su estilo de vida y esperar obtener los beneficios.

Un exceso de aceite tampoco es bueno. Ya hemos hablado de los asombrosos beneficios del aceite de oliva y de cómo puede combatir las enfermedades cardiovasculares, pero como dice el lema, demasiado de algo bueno puede acabar perjudicándote. Sigue contando como grasa y no debe utilizarse en exceso. Eso significa que debes ser consciente de tu consumo y de la frecuencia con la que lo utilizas a lo largo del día. Si lo utiliza en un adobo, además de para freír y cocinar, y encima de su ensalada como vinagreta, podría ser demasiado. Los expertos dicen que entre 4 y 5 cucharadas al día son suficientes para su consumo diario. El hecho de que se considere más saludable y sea un principio de la dieta mediterránea no significa que deba consumir demasiado.

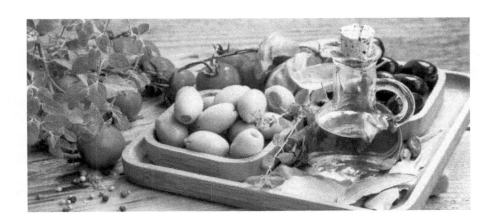

Incluso con estas pocas desventajas que la gente nota, esta dieta sigue siendo considerada como una gran y fácil de seguir - ¡y hemos visto los innumerables beneficios para la salud que puede traer! No sólo puede mejorar la calidad de su vida, sino también la longevidad! Con investigaciones como ésta y una lista tan deliciosa y variada de grupos de alimentos, es fácil ver por qué esta dieta ha captado la atención de millones de personas que quieren hacer de su salud una prioridad.

Mentalidad para el éxito de la dieta mediterránea

12 consejos para el éxito

Si estás motivado en este momento para empezar la dieta mediterránea y ver los resultados por ti mismo, ¡estamos aquí para darte consejos para el éxito! Cuanto más informado esté sobre lo que puede esperar y los cambios que debe hacer, más éxito tendrá a medida que adapte su vida a esta nueva dieta.

Comencemos.

1. **Empiece a utilizar las grasas adecuadas.** Para la dieta mediterránea, es necesario hacer el cambio a una opción de aceite saludable como el aceite de oliva virgen extra. Este aceite tiene un alto contenido en propiedades antiinflamatorias que ayudan al organismo. Esto significa hacer el cambio en su dieta y eliminar los aceites poco saludables como el aceite de canola, el aceite vegetal, la margarina o la mantequilla.

El aceite de oliva debería ser su recurso para todas sus necesidades culinarias. El aceite de aguacate también es un buen sustituto para tener a mano. Recuerde que "menos es más" y concéntrese en minimizar la cantidad de aceite pero centrándose en sus cualidades saludables.

2. **Deshágase de lo que no puede comer.** Como en cualquier dieta, habrá una lista clara de lo que no se puede comer, y la dieta mediterránea no es diferente. Hay que deshacerse de esos productos para no caer en la tentación. Eso significa deshacerse de los aceites poco saludables, los alimentos y las carnes procesadas, los aperitivos y zumos azucarados, la comida rápida y la comida basura. Acostúmbrate a tener ingredientes frescos a mano y permítete planificar y preparar las comidas para tener una deliciosa comida esperándote. Si tenía un plato favorito que le gustaba, como las chuletas de cordero o el pollo frito, vea si puede encontrar una alternativa de la dieta mediterránea que sea más saludable para usted.

3. **Acostúmbrate al marisco.** Tu principal fuente de proteínas en la dieta mediterránea será el pescado y el marisco. Si ya eres un amante del marisco, este es un buen momento para incorporarlo más en tu semana donde habrías comido carne roja. Recuerda que el marisco no es sólo pescado: hay almejas, gambas, cangrejos, langostas y muchas otras opciones. Es un gran complemento en muchas recetas, ya sea servido con arroz, en tortillas, sobre una ensalada o a la parrilla. Por no hablar de las docenas de variedades de pescado que puedes probar en tu supermercado local o en una pescadería especializada. Cuanta más variedad incorpore a su dieta, más podrá explorar nuevas recetas y encontrar las favoritas.

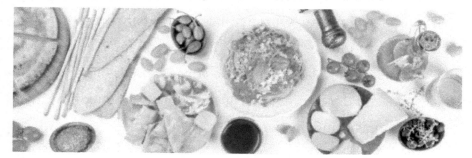

4. **Prueba otras fuentes de proteínas en lugar de la carne roja.** Si suele comer carne roja a lo largo de la semana, puede ser difícil adaptarse a otras fuentes de proteínas. Pero es un cambio necesario y al que hay que atenerse, sobre todo si espera combatir los síntomas de las enfermedades cardiovasculares. Reduzca la cantidad de carne roja que incluye en su dieta para que la consuma con moderación. Acostúmbrese a consumir pescado, marisco, pollo, judías y legumbres como fuente de proteínas. Son bajos en carbohidratos y mucho más saludables para ti. Mantenga la carne como su "comida trampa", si lo desea.

5. **Haz que las verduras sean la estrella de tus comidas.** Es conveniente tener una variedad de verduras a mano para incorporarlas a tus comidas, ¡o incluso como plato principal!

Tanto si se trata de una ensalada saludable llena de muchas verduras como de una guarnición de verduras salteadas con pescado, es importante que incluyas las verduras en tus comidas tan a menudo como puedas.

La fibra, las vitaminas y los minerales que nos mantienen saciados entre comidas proceden principalmente de las verduras. También garantizan que los niveles de azúcar en sangre se mantengan estables.

La dieta mediterránea se basa en la elección de ingredientes de origen vegetal, por lo que deberías probar y experimentar con más verduras y diferentes formas de comerlas.

—

6. **Utiliza hierbas y especias para sazonar tu comida.** El consumo elevado de sodio puede causar problemas de salud y aumentar el riesgo de enfermedades cardíacas. La mayoría de nosotros consumimos demasiada sal y ni siquiera nos damos cuenta. Dado que la dieta mediterránea tiene que ver con la salud del corazón, pruebe y experimente con una variedad de especias o hierbas para dar sabor a sus comidas en lugar de sal. Es estupendo experimentar con diferentes especias étnicas y ver qué tipo de sabor aportan a tus proteínas. La dieta mediterránea abarca toda una región de países que se encuentran a lo largo del Mar Mediterráneo, desde Grecia, Italia, España, hasta Túnez y Marruecos. No deberían faltar recetas que puedas probar. Las hierbas frescas también son una gran guarnición para tus comidas.

7. **Puedes optar por tomar vino, pero recuerda los límites que debes seguir.** A algunas personas les encanta el aspecto del vino tinto de la dieta mediterránea, pero es importante recordar que la clave es la moderación.

Para las mujeres, eso significa no más de 1 vaso. Para los hombres, 2 copas es el máximo. Recuerda que esto es sólo para el vino tinto y no puedes sustituirlo por otras variedades de alcohol o licores fuertes.

Si no eres bebedor, las investigaciones sugieren que incluso podrías obtener los mismos beneficios para la salud comiendo uvas. Algunas de las mismas propiedades saludables para el corazón del vino tinto se encuentran en las uvas. Por lo tanto, no es necesario beber si usted es una persona que tiene problemas de salud o se abstiene por razones religiosas.

8. **Haz que la fruta sea tu elección de postre.** Estamos tan acostumbrados a pensar que el postre es algo como la tarta o el chocolate que no nos damos cuenta del efecto que tiene en nuestra salud. Pero en la región mediterránea del mundo y en muchas otras, la fruta fresca se considera un postre y suele servirse al final de la comida. Ya sean melones maduros, jugosas rodajas de naranja o dulces peras, estas frutas y los azúcares naturales que contienen son mucho mejores para la salud y los niveles de azúcar en sangre que el azúcar refinado o artificial. Acostúmbrate a tener fruta fresca a mano y a tratarla como el plato de postre de tu casa. Es deliciosa y saludable!

9. **Ponte en movimiento!** Hemos repetido una y otra vez que la dieta mediterránea no es sólo una dieta: es un cambio de estilo de vida.

Para obtener realmente los beneficios de los mediterráneos, debe intentar incorporar también la actividad física a su rutina.

Si no le gusta el ambiente de un gimnasio, puede tomar decisiones voluntarias para ser más activo en su día a día, como caminar, montar en bicicleta, nadar, ir de excursión, realizar más tareas domésticas, etc. Sea cual sea la actividad que prefieras, ponte en movimiento y obtén los beneficios para la salud que ofrece el ejercicio.

10. **Planifica tus comidas.** Como hemos mencionado antes, el exceso de picoteo puede ser tu perdición en cualquier dieta. Aunque la dieta mediterránea fomenta el picoteo saludable, cuantas más calorías consumas, más difícil será, en última instancia, perder peso.

Lo más importante es tener una comida saludable y sustanciosa que te permita esperar hasta la próxima comida. Para ello, la planificación de las comidas es una buena manera de garantizar el éxito. Esto le permite planificar, comprar y preparar sus comidas para la semana.

Esto reduce la tentación de coger comida rápida o ir a por algo poco saludable porque sabes que tienes una comida esperándote.

Tal vez, utilice un día del fin de semana para cortar las verduras, marinar los filetes de pescado y preparar algunas alubias o lentejas para tenerlas un par de días antes.

Ayuda a reducir el desperdicio de alimentos y te mantiene motivado para comer lo que has preparado.

11. **Intenta compartir tus comidas con otras personas siempre que puedas.** Otra cosa maravillosa de la región mediterránea es su tradición cultural de comer juntos. En Occidente, parece más común comer a solas en el trabajo o incluso en casa. Cada uno tiene un horario diferente y la gente come cuando más le conviene. Pero muchos creen que algunos de los beneficios de esta dieta podrían estar asociados a su ritual de comer juntos. Las investigaciones han demostrado que compartir una comida puede mejorar el estado de ánimo, disminuir los niveles de estrés e incluso controlar el tamaño de las porciones que se comen. Esto se debe a que estás en un entorno social y todo el mundo va más despacio para disfrutar de la compañía en lugar de tener prisa por comer rápidamente y seguir adelante. Obviamente, esto no es posible en todas las comidas, pero es un gran consejo que te anima a disfrutar de la comida y de la hora de comer. Así que, la próxima vez, invita a un colega a comer contigo o invita a un amigo o familiar a cenar. Ellos disfrutarán de una deliciosa comida y tú de su compañía.

12. **Sea flexible y aproveche las posibilidades.** La dieta mediterránea atrae a muchos por la flexibilidad que ofrece. No hay que contar calorías, ni macronutrientes, ni reducir drásticamente las porciones de las comidas.

Hay tantas variedades de alimentos que puedes comer, desde pescado, legumbres, frijoles, verduras, frutas, granos enteros, aves de corral, productos lácteos y mariscos. Esto te da tanta variedad en tus comidas que puedes experimentar con nuevas recetas y nuevas cocinas. No te permitas aburrirte cuando hay tantas opciones disponibles y nuevas combinaciones que puedes probar. Mientras te mantengas alejado de los productos poco saludables y consumas poca carne roja, puedes permitirte una dieta deliciosa llena de comidas que te gustan.

Ingredientes clave de la dieta mediterránea

Los ingredientes necesarios para la dieta mediterránea se basan en los alimentos locales de las regiones mediterráneas, como el trigo, los olivos y los viñedos.

Aceite de oliva

El aceite de oliva es el alimento básico en las diferentes dietas de los países mediterráneos debido a su menor contenido en ácidos grasos y a sus propiedades antioxidantes y antiinflamatorias. Grecia, España e Italia son sus principales productores en el mundo. El aceite de oliva es la principal fuente de grasa de los alimentos mediterráneos y, además de para cocinar, también se utiliza en la repostería.

Trigo

Otro ingrediente principal de la comida mediterránea es el trigo, que es rico en fibra y tiene un bajo índice glucémico. Tradicionalmente, el trigo antiguo conocido como farro se molía con piedras de molino para producir harina. La harina de trigo y cebada sin refinar se utiliza a menudo para hornear pan, preparar pasta y cuscús.

Verduras silvestres

En Grecia y otras regiones del Mediterráneo, las verduras se utilizan como ingrediente clave para hornear piezas saladas.

Los dientes de león, la achicoria y el hinojo son algunos ejemplos de verduras silvestres. Las verduras son una gran fuente de ácidos grasos omega-3.

Vino

El vino es habitual en la dieta mediterránea, pero se toma con moderación durante las comidas. El vino tinto es más popular; contiene antioxidantes y ayuda a aumentar el nivel de colesterol bueno en la sangre al tiempo que disminuye el nivel de colesterol malo.

Aceitunas

Las aceitunas son otra fuente de antioxidantes, especialmente las aceitunas kalamata. Se utilizan para cocinar y realzar los sabores de los platos mediterráneos.

Garbanzos

Los garbanzos son una de las primeras legumbres y otro ingrediente clave de la comida mediterránea. Los garbanzos son una buena fuente de proteínas, magnesio, hierro y fibra. Se muele en forma de harina o se utiliza en la preparación del humus.

Nueces

Los frutos secos son ricos en grasas y forman parte de la dieta mediterránea. Como los frutos secos tienen muchas calorías, se recomienda comerlos con moderación.

Hierbas

Las hierbas cumplen el requisito del flavanol en las cocinas griegas. Las hierbas varían de una región a otra, pero son esenciales en la comida mediterránea. Tienen compuestos antiinflamatorios y antioxidantes.

Queso feta y yogur

El queso feta y el yogur aportan una ración extra de proteínas y grasas a una dieta mediterránea basada en plantas. Tradicionalmente, el yogur y el feta se fermentaban, lo que los hace ricos en probióticos. El yogur con miel y bayas frescas y el queso servido con verduras y mitades de tomates cherry es un desayuno griego habitual.

¿Cómo se pierde peso con la dieta mediterránea?

Recientemente, la dieta mediterránea ha ganado mucha popularidad. La razón es la creciente necesidad de establecer hábitos alimentarios y estilos de vida más saludables mueren al aumento de las enfermedades cardíacas. Estos problemas de salud se deben a una mala alimentación y a la falta de actividad física, que conducen a niveles altos de colesterol, diabetes y, sobre todo, a la obesidad. En los años 70, Ancel Keys, un fisiólogo estadounidense, vinculó la dieta de estilo mediterráneo con el control y la mejora de la salud cardiovascular. Pero sus afirmaciones no se pusieron de moda hasta varias décadas después. Con el aumento de las investigaciones sobre el tema del estilo de vida mediterráneo, el apoyo de los expertos y la concienciación del público, hoy en día, la dieta mediterránea se considera un arma poderosa contra la obesidad y el aumento de la tasa de mortalidad por enfermedades del corazón.

Entonces, ¿cómo es efectiva la dieta mediterránea para perder peso?

La respuesta está en su alimentación. Adoptar un estilo de vida mediterráneo significa comer más alimentos de origen vegetal y restringir la carne roja y el azúcar. Además, el alto contenido en fibra de los panes, las legumbres, las verduras y la fibra de los alimentos mediterráneos hace que te sientas lleno durante mucho tiempo y, por tanto, reduce la posibilidad de comer en exceso. Esto no significa que sólo puedas hacer tres comidas al día. No, siempre que sientas hambre, ten a mano alimentos mediterráneos y empieza a picarlos, como zanahorias pequeñas, bayas frescas, pepino, etc. De este modo, te alimentas con comida sana; además, te sentirás mejor físicamente.

Recuerda que la dieta mediterránea para perder peso no incluye pizza, pasta y carne. En cambio, es la dieta mediterránea tradicional sin ningún alimento procesado, azúcar refinado, carne y mantequilla.

Otras ventajas de la dieta mediterránea son la mejora de la salud digestiva, la reducción de los niveles de azúcar en sangre en el caso de la diabetes de tipo 2, el aumento de los niveles de colesterol bueno, la protección contra ciertos tipos de cáncer, el tratamiento de la artritis y la mejora de la salud cerebral.

Además, la dieta mediterránea también tiene un profundo efecto sobre la salud mental y el estado de ánimo que, en última instancia, ayuda a apreciar los placeres de comer alimentos deliciosos y saludables y a celebrar alegrías sencillas con la familia y los amigos.

5 razones para seguir la dieta mediterránea

Evita los alimentos procesados y el azúcar

Dado que la dieta mediterránea se compone de alimentos naturales como el aceite de oliva, las legumbres, las frutas y pequeñas porciones de productos animales, en contraste con la dieta occidental, es extremadamente baja en azúcar y libre de ingredientes artificiales. Cuando quieren comer algo dulce, comen fruta en lugar de pasteles procesados. O utilizan miel natural para endulzar su taza de té.

Además de las verduras y las frutas, la dieta mediterránea también se compone de mucho pescado. De hecho, el pescado es un elemento básico de este estilo de vida. Aunque el consumo de carne es menor que en la mayoría de las dietas occidentales, no es necesario hacerse vegetariano. La idea es eliminar esos alimentos procesados de su dieta y sustituirlos por alternativas más sanas y naturales.

Perderá peso de forma saludable

Si está buscando una forma sorprendente de perder peso de forma saludable y sostenible, entonces ha elegido el libro adecuado.

Como he dicho antes, la dieta mediterránea es un estilo de vida, por lo que puede convertirse en una parte normal de su vida. No es necesario pasar hambre hasta el borde de la locura. Su propia naturaleza lleva a una reducción natural de la ingesta de grasas, lo que conduce a una pérdida de peso natural.

También puede combinar este plan de dieta con otros cambios. Por ejemplo, si quieres mezclar un estilo de vida bajo en carbohidratos, entonces es posible. Si quieres un aumento moderado de proteínas porque quieres aumentar la masa muscular, también puedes hacerlo. Es bastante adaptable.

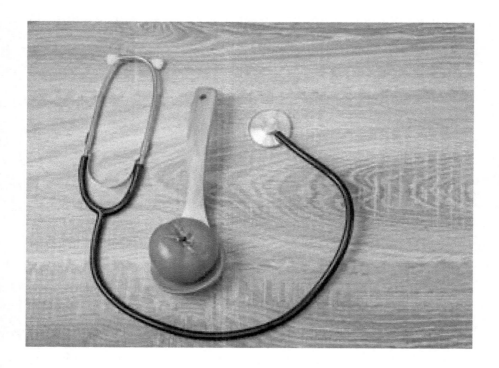

Mejora significativamente la salud de su corazón

Numerosos estudios han demostrado que la dieta mediterránea está directamente relacionada con la disminución del riesgo de enfermedades cardíacas. Esto se debe a que estos alimentos están cargados de ácidos grasos omega-3 y grasas mono insaturadas.

El aceite de oliva es un ingrediente principal en la mayoría de las recetas de la dieta mediterránea, y tiene muchos beneficios enormes. Uno de ellos es que ayuda a limpiar las arterias y a combatir los efectos patológicos de la oxidación y mejora la función endotelial. Pero una cosa que la mayoría de la gente se equivoca es que cree que cuanto más bajo sea su colesterol, mejor, pero en realidad no es así. De hecho, se pueden tener niveles de colesterol demasiado bajos. Afortunadamente, la dieta mediterránea promueve un nivel saludable de colesterol. Las personas que la siguen no tienen problemas de colesterol.

Se sabe que ayuda a combatir el cáncer

La proporción de alimentos que contienen ácidos grasos omega-3 y omega-6, en combinación con la gran cantidad de fibra que se consume en la dieta mediterránea, ha demostrado en numerosos estudios ser un mecanismo biológico para prevenir el cáncer. En este estilo de vida son fundamentales los alimentos de origen vegetal, que protegen del daño al ADN y evitan la mutación celular.

Lo cierto es que el cáncer sigue siendo un misterio, pero lo que sí sabemos es que llevar un estilo de vida saludable nos ayudará a prevenirlo. La dieta mediterránea reduce la inflamación y reducirá el estrés oxidativo.

Ayuda a prevenir e incluso puede tratar la diabetes

Las pruebas nos demuestran que la dieta mediterránea proporciona una serie de beneficios antiinflamatorios que le ayudarán a combatir las enfermedades relacionadas con la inflamación, incluida la diabetes de tipo 2. Este estilo de vida controla el exceso de insulina, que a su vez reduce nuestros niveles de azúcar en sangre.

Regular nuestros niveles de azúcar en sangre es muy importante para llevar un estilo de vida más saludable. Estamos equilibrando una gran cantidad de alimentos integrales en este plan, por lo que encontramos fuentes de proteínas de calidad y consumimos carbohidratos que son bajos en azúcar. Esto hace que el cuerpo queme la grasa de manera mucho más eficiente, y usted tendrá más energía como resultado. En resumen, una dieta natural con productos frescos es un combatiente natural de la diabetes.

Plan de comidas de 28 días (Semana 1)

Lunes

Desayuno: Frittata mediterránea

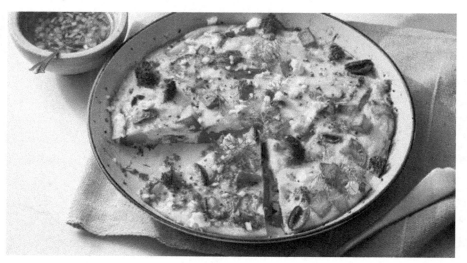

Porciones: 3

Nutrición: 109 calorías por ración, 9 g de proteínas, 7 g de grasas, 3 g de carbohidratos

Ingredientes:

- una pizca de sal, pimienta negra y pimentón
- 2 cucharadas de queso (Feta) desmenuzado
- 8-10 aceitunas en rodajas
- .25 taza de tomates, cortados en dados
- .25 taza de leche o nata espesa

- 3 huevos

Direcciones:

Precaliente su horno a 400 grados. Engrase ligeramente un molde para tartas o quiches con unas gotas de aceite de oliva o spray para cocinar. Combine los huevos y la leche e incorpore los demás ingredientes. Hornee hasta que los huevos estén cuajados durante unos 15 o 20 minutos.

Almuerzo: Ensalada de garbanzos y pollo

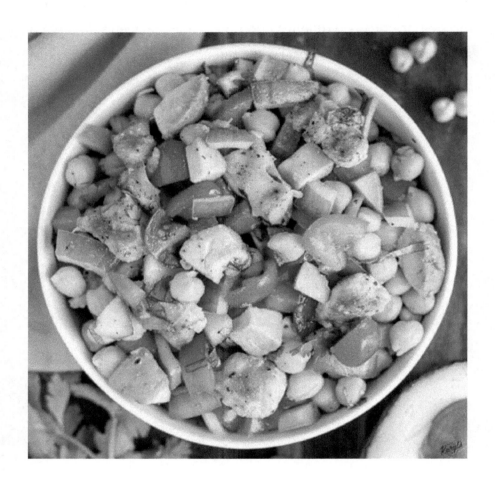

Porciones: 3

Nutrición: 221 calorías por ración, 22 g de carbohidratos, 8 g de grasas, 20 g de proteínas, 4 g de fibra

-Ingredientes:

- 8-10 aceitunas en rodajas
- 3-4 hojas de albahaca fresca, picadas
- 1 lata de garbanzos (~15 oz)
- 2 cucharadas de queso (Feta) desmenuzado
- 2 cucharadas de aceite de oliva
- 1 taza de pechuga de pollo cocida y desmenuzada
- .5 cabezas de lechuga picada
- 1 tomate picado
- 1 cucharadita de zumo de limón o lima

Direcciones:

Mezcla el aceite de oliva, el zumo de limón y la albahaca para hacer el aliño de tu ensalada. Combine el resto de sus ingredientes vegetales y mézclelos con el aderezo. Sazone con un poco de sal y pimienta si lo prefiere

Cena: Camarones salteados y espárragos

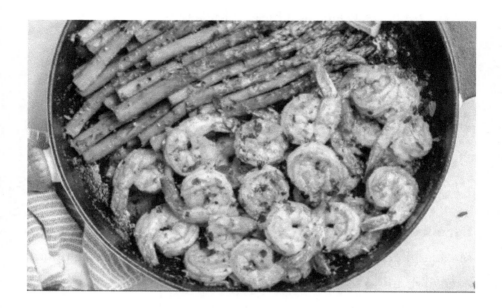

Porciones: 3

Nutrición: 302 calorías por porción, 6 g de grasa, 34 g de carbohidratos, 28 g de proteínas

Ingredientes:

- 8-10 espárragos frescos
- .25 taza de cebollas verdes picadas
- 2 cucharaditas de aceite de oliva
- 1 libra de gambas peladas frescas o congeladas
- 4 dientes de ajo picados
- sal, pimienta negra y pimentón al gusto
- .25 taza de vino tinto seco

- .25 taza de cebollas verdes picadas
- 1" de raíz de jengibre, picada

Direcciones:

Añade el aceite de oliva en una sartén y saltea las gambas en ella una vez que esté caliente. Condimenta con el jengibre, el ajo, la sal y la pimienta negra. A continuación, vierte el vino. Añade los espárragos y deja que se cocinen. Cuando los tallos de los espárragos estén tiernos, añade las cebollas de verdeo a la sartén. Se puede servir con una guarnición de arroz o pasta.

Martes

Desayuno: Huevos revueltos mediterráneos

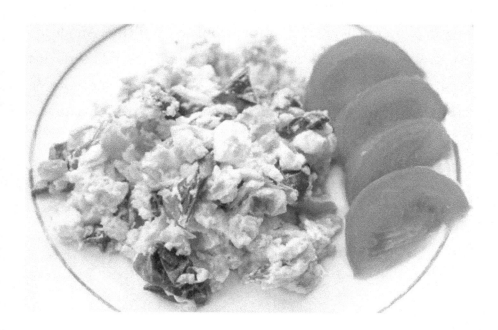

Porciones: 3

Nutrición: 248 calorías por ración, 17 g de grasa, 13 g de carbohidratos, 2,8 g de fibra, 17 g de proteínas

Ingredientes:

- 1 cucharada de aceite de oliva
- 3-4 aceitunas negras, en rodajas
- 6 tomates cherry en rodajas

- 1 pimiento amarillo, cortado en dados
- 4 huevos
- .25 cucharaditas de orégano seco
- 2 cebolletas, cortadas en rodajas
- una pizca de sal y pimienta negra

Direcciones:

A fuego medio, calienta el aceite de oliva en una sartén. Añade la cebolleta y el pimiento y saltea hasta que las verduras se ablanden. A continuación, añada los tomates y las aceitunas. Rompa los huevos en la sartén y revuélvalos para que estén bien cocidos. Añade la sal, la pimienta negra y el orégano. Sigue removiendo hasta que los huevos estén cocidos y retira del fuego.

Almuerzo: Pimientos rellenos de pollo con yogur griego

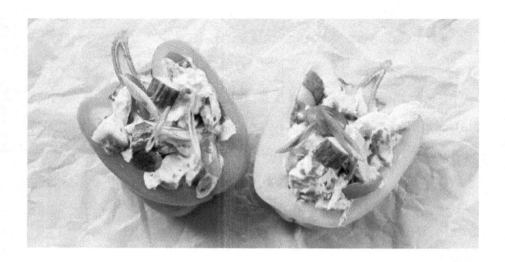

Porciones: 3

Nutrición: 118 calorías por porción, 18 g de carbohidratos, 3 g de grasa, 9 g de proteína

Ingredientes:
- .5 taza de yogur griego
- 8-10 tomates cherry picados
- .5 de pepino picado
- 2 cucharadas de perejil fresco picado
- 3 pimientos morrones, cortados por la mitad y sin semillas
- sal y pimienta negra al gusto
- pollo de 1 pollo asado, desmenuzado

- .25 taza de apio picado
- 1 cucharadita de vinagre de arroz
- 1 cucharada de mostaza

Direcciones:

En un bol, combina el vinagre de arroz, la mostaza y el yogur griego, y sazona con sal y pimienta negra. Añade el pepino, el apio, el perejil, los tomates y el pollo y remueve hasta que estén bien cubiertos por el yogur. Repartir la mezcla de pollo y yogur en las 6 porciones de pimiento. Adornar con el perejil.

Cena: Salmón a la lima

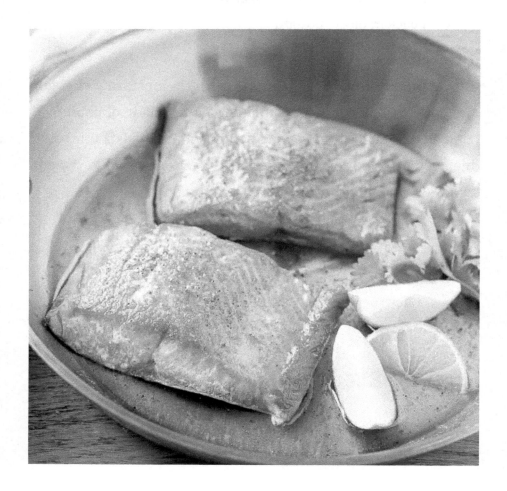

Porciones: 3

Nutrición: 354 calorías por porción, 16 g de grasa, 34 g de proteína, 12 g de carbohidratos

Ingredientes:

- 6 cucharaditas de aceite de oliva, divididas
- 3 cucharaditas de perejil fresco picado
- 2 filetes de salmón
- sal y pimienta negra al gusto
- 2 cucharaditas de zumo de limón
- 1 cucharadita de hierbas de orégano secas

Direcciones:

Marinar el salmón con sal, pimienta negra y la mitad del zumo de limón. En una sartén a fuego medio, añade unas 2 cucharaditas de aceite de oliva. Una vez caliente, añade los filetes de salmón con la piel hacia arriba. Cocine hasta que estén ligeros y escamados. En un recipiente aparte, mezcle el aceite de oliva restante. Rocíelo sobre el salmón y cocínelo unos minutos más por ambos lados. Adorne con perejil fresco.

Miércoles

Desayuno: Panecillos mediterráneos de huevo con jamón

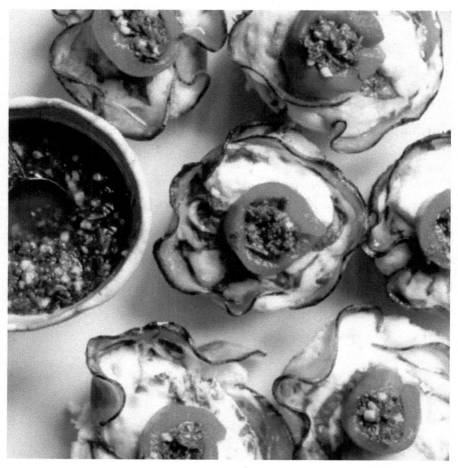

Porciones: 3

Nutrición: 110 calorías por ración, 6,9 g de grasa, 1,8 g de carbohidratos, 1,8 g de fibra, 10 g de proteínas

Ingredientes:

- .25 taza de queso (Feta), desmenuzado
- .25 taza de espinacas frescas, picadas
- 3-4 trozos de albahaca fresca, picada
- 5 huevos
- una pizca de sal y pimienta negra
- 2 cucharadas de salsa pesto
- .5 de pimiento, cortado en rodajas
- 7-8 lonchas de jamón de cerdo

Direcciones:

Precaliente su horno a 400 grados F. Utilice unas gotas de aceite de oliva o aceite de oliva en aerosol para engrasar sus moldes para magdalenas. Coloca un poco de jamón en el fondo de cada molde, luego añade el pimiento, las espinacas y el queso feta por encima. En un bol, mezcla los huevos y sazona. Vierte la mezcla entre los 6 moldes para magdalenas y hornea durante unos 15 minutos hasta que los huevos estén cuajados. Adorna con un poco de salsa pesto y albahaca.

Almuerzo: Palitos de calabacín mediterráneos al horno

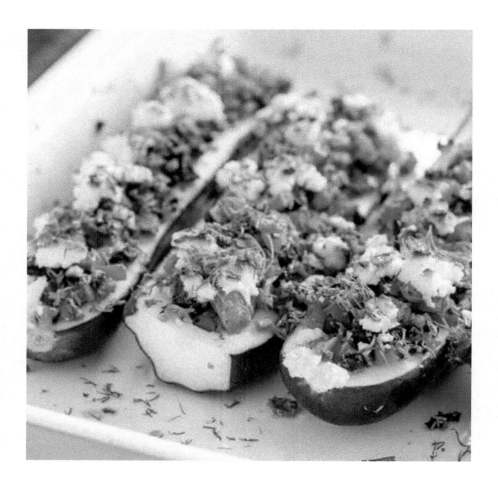

Porciones: 3

Nutrición: 1 rama de calabacín por ración, 30 calorías por ración, 2 g de grasa, 3 g de carbohidratos, 1,8 g de proteínas

Ingredientes:

- 2 calabacines medianos, cortados a lo largo por la mitad
- .25 taza de aceitunas picadas
- .25 taza de tomates picados
- 1 cucharadita de orégano seco
- .25 taza de perejil picado
- sal y pimienta negra al gusto
- 2 oz de queso (Feta), desmenuzado
- .25 taza de pimiento picado
- 1 cucharadita de ajo picado

Direcciones:

Poner el horno a 350 grados F. Usar una cuchara grande para sacar la pulpa de los calabacines. Puede comer o desechar la pulpa. Combine las verduras que ha preparado y sazone con pimienta negra, orégano y sal. Con una cuchara, pon un poco de la mezcla en cada una de las 4 "barcas" de calabacín. En una bandeja de horno, coloque las barquitas de calabacín y hornéelas durante unos 15 minutos. A continuación, espolvorear el queso feta y asar durante un par de minutos más. Adorne con perejil fresco.

Cena: Chuletas de cordero griegas

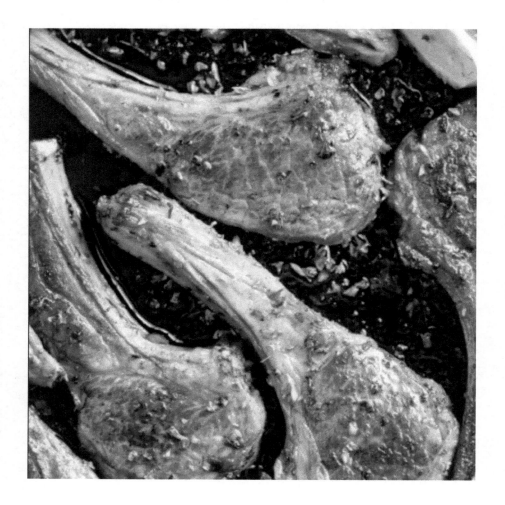

Porciones: 3

Nutrición: 197 calorías por porción, 9 g de grasa, 25,2 g de proteína, 3 g de carbohidratos

Ingredientes:

- 3 cucharaditas de aceite de oliva
- 2 cucharaditas de orégano seco
- 8 chuletas de lomo de cordero, sin grasa
- 2 cucharaditas de zumo de limón
- 2 cucharaditas de ajo picado
- sal y pimienta negra al gusto
- 1 cucharada de vinagre de vino tinto
- 1 cucharadita de albahaca seca

Direcciones:

Combine las hierbas secas, el vinagre, el ajo y el zumo de limón y sazone con sal y pimienta negra. Se frotan las chuletas de cordero con esta marinada. Unte una bandeja de horno con el aceite de oliva para que quede cubierta y luego añada las chuletas de cordero. Asar a fuego lento durante unos 10 minutos por cada lado hasta que estén hechas a su nivel.

Jueves

Desayuno: Yogur Congelado con Feta

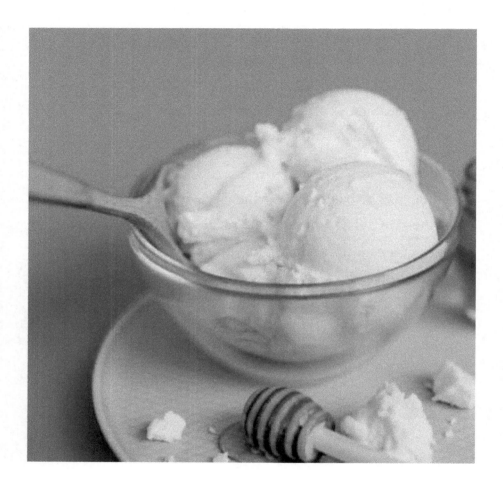

Porciones: 3

Nutrición: 168 calorías por ración, 10 g de grasa, 12 g de carbohidratos, 6,7 g de proteínas

Ingredientes:

- .5 taza de queso (Feta)
- 1 taza de yogur griego
- Miel (opcional)

Direcciones:

Combine todos los ingredientes en una licuadora o procesador de alimentos y viértalos en un plato. Congele hasta que esté sólido la noche anterior. Adornar con nueces frescas para comer a la mañana siguiente.

Almuerzo: Ensalada griega de lentejas

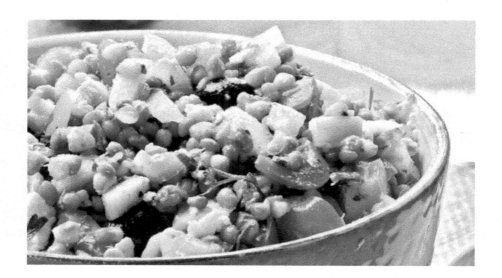

Porciones: 3

Nutrición: 104 calorías por porción, 3 g de grasa, 20 g de carbohidratos, 7 g de proteína

Ingredientes:

- .75 taza de lentejas marrones secas
- 1 hoja de laurel
- 1 cucharadita de ajo picado
- .25 taza de cebolla roja, cortada en dados finos
- .25 de taza de pimiento morrón, cortado finamente
- 3 cucharadas de perejil fresco picado
- .5 taza de zanahorias, cortadas en dados finos
- .5 taza de apio picado

- 3 cucharadas de zumo de limón
- una pizca de sal y pimienta negra
- 1 cucharada de aceite de oliva

Direcciones:

En una cacerola, añadir la hoja de laurel y las lentejas. Añade agua para que las lentejas queden completamente cubiertas. Se quiere cocer las lentejas hasta que estén blandas, subiendo el fuego y dejándolas cocer a fuego lento. Esto puede llevar de 13 a 16 minutos. Las quieres blandas pero no blandas. Escurre el agua y tira la hoja de laurel. Añade las lentejas a un bol y combínalas con el resto de las verduras picadas, el ajo, el aceite de oliva y el zumo de limón. Sazona con sal y pimienta negra. Remover hasta que todo esté bien combinado.

Cena: Tacos de pescado y aguacate a la parrilla

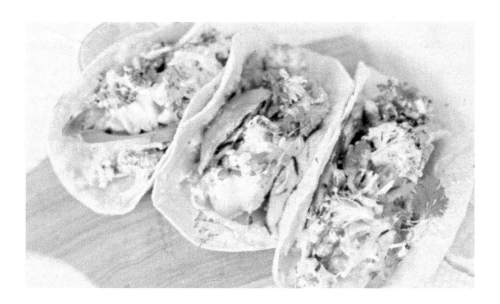

Porciones: 3

Nutrición: 376 calorías por porción, 18 g de grasa, 30 g de carbohidratos, 27 g de proteína

Ingredientes:

- 4 tortillas de trigo integral
- 2 cucharadas de perejil fresco picado
- 4 cucharadas de yogur griego
- .5 de aguacate
- 1 libra de bacalao (o tilapia o dorado)

- 3 cucharadas de aceite de oliva, divididas
- 1 cucharadita de comino en polvo
- 1 cucharadita de chile en polvo
- 0,5 cucharadita de ajo picado
- 3 cucharadas de zumo de limón, divididas

Direcciones:

Combine aproximadamente la mitad de las mezclas de zumo de limón y aceite de oliva con el chile en polvo, el comino en polvo y el ajo picado en un bol. Frote el bacalao hasta que esté bien cubierto. Precaliente su parrilla o sartén y ase el pescado hasta que esté cocido. Añade el resto del aceite de oliva y el zumo de limón en un bol y bátelo bien. Rocía eso al aguacate y colócalo en la parrilla. Una vez cocido, córtalo en rodajas. Añade el pescado desmenuzado, el yogur y las rodajas de aguacate en las tortillas.

Viernes

Desayuno: Batido verde con aguacate y manzana

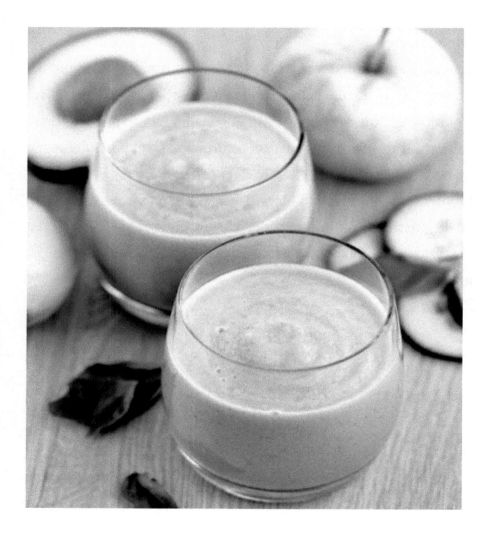

Porciones: 3

Nutrición: 422 calorías por ración, 21 g de grasa, 55 g de carbohidratos, 9 g de proteínas

Ingredientes:

- 1 plátano, congelado durante 15 minutos
- 3 cucharadas de semillas de chía
- 1 aguacate
- 2 tazas de agua de coco
- 1 manzana Granny Smith picada
- 3 tazas de espinacas

Direcciones:

En una licuadora, mezclar el agua de coco, las espinacas y la manzana y licuar, comprobar si la consistencia es suave. A continuación, añada los demás ingredientes y siga batiendo hasta que todo tenga la misma consistencia.

Almuerzo: Sándwiches de ensalada de pollo

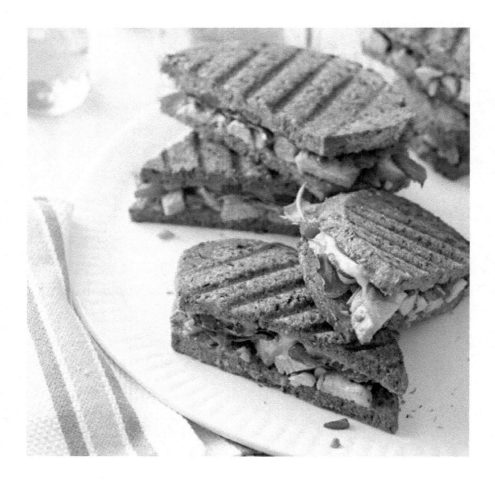

Porciones: 3

Nutrición: 1 sándwich por ración, 285 calorías por ración, 12 g de grasa, 20 g de carbohidratos, 24 g de proteínas

Ingredientes:

- 2 rebanadas de queso provolone
- 1 cucharadita de aceite de oliva
- .25 taza de pimientos rojos asados, escurridos y cortados
- 2 cucharaditas de mayonesa
- .25 taza de hojas de espinaca o rúcula
- 4 rebanadas de pan integral
- 2 cucharaditas de ajo picado
- .5 taza de pechuga de pollo cocida, picada
- 1 cucharada de vinagre de vino tinto

Direcciones:

Mezcla el ajo picado, la mayonesa, el vinagre y el pollo. Coloque la mezcla de pollo en las 4 rebanadas de pan y cubra con las hojas de rúcula o espinacas, el pimiento y el queso. Aplique el aceite de oliva en una parrilla para paninis o en una parrilla de interior y siga las instrucciones para cocinar los sándwiches hasta que estén tostados.

Cena: Pasta de cangrejo picante

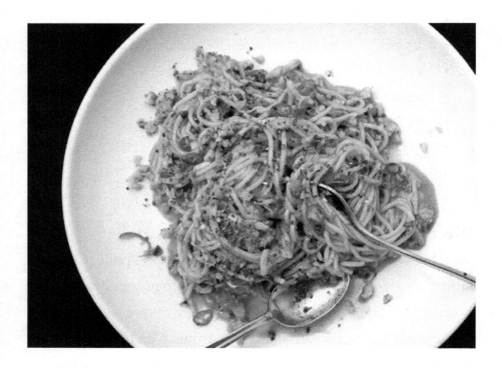

Porciones: 3

Nutrición: 362 calorías por porción, 13 g de grasa, 46 g de carbohidratos, 13 g de proteína

Ingredientes:

- .5 paquete de pasta de pajarita (farfalle) ~16 oz
- sal y pimienta negra al gusto
- 1 cucharadita de copos de chile rojo
- 3 cucharaditas de aceite de oliva

- 2 cucharaditas de ajo picado
- 2 tomates, cortados en dados
- 1 lata de carne de cangrejo, escurrida ~6 onzas

Direcciones:

Utilizando una olla más grande, prepare la pasta siguiendo las instrucciones del envase. La consistencia de la pasta también dependerá de su gusto o preferencia personal. En otra olla, añada primero el aceite de oliva. Luego la carne de cangrejo y los tomates. Añade los condimentos de escamas de chile, pimienta negra y sal. Mezcle con la pasta para servir.

Sábado

Desayuno: Tostada mediterránea

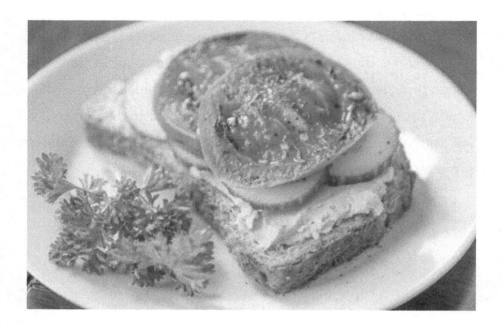

Porciones: 1

Nutrición: 321 calorías por ración, 33 g de carbohidratos, 16 g de proteínas, 8 g de fibra, 17 g de grasa

Ingredientes:

- .25 aguacate, triturado
- 1 cucharada de humus
- 1 huevo duro
- 2 cucharaditas de queso (Feta) desmenuzado

- 1 rebanada de pan integral
- sal y pimienta negra al gusto
- 3 tomates cherry en rodajas

Direcciones:

Primero, tuesta tu rebanada de pan si lo prefieres y corta tu huevo duro en rodajas. Unta el humus y el aguacate y dispón las rodajas de tomate, el huevo duro y cubre con el queso feta. Condimenta con sal y pimienta negra.

Almuerzo: Ensalada de pollo al estilo griego

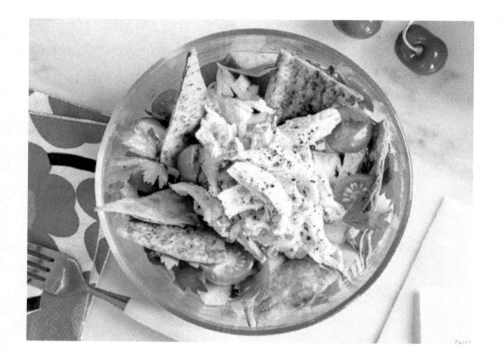

Porciones: 3

Nutrición: 220 calorías por porción, 9 g de grasa, 24 g de proteína, 15 g de carbohidratos

Ingredientes:
- 2 tazas de pollo desmenuzado
- 2 tomates, cortados en dados
- 1 pepino grande, cortado en dados

- 5 tazas de lechuga romana, cortada en trozos
- cáscara y zumo de 1 limón
- .5 taza de aderezo de ensalada con vinagreta griega
- .5 taza de cebolla picada
- .25 taza de aceitunas, cortadas por la mitad
- .5 taza de pimiento picado
- .5 taza de queso (Feta), desmenuzado
- .5 cucharaditas de orégano seco

Direcciones:

Para hacer el aderezo, combina la mitad de la vinagreta, el orégano y la ralladura de limón. A continuación, añade la lechuga, el pepino, los tomates, el pimiento, la cebolla, el pollo, las aceitunas y el queso feta. Añade el zumo de limón y el aliño.

Cena: Pollo al limón griego y patatas

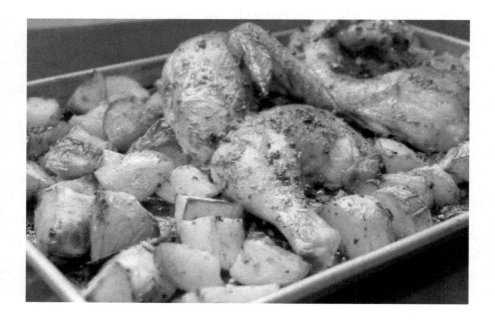

Porciones: 3

Nutrición: 1138 calorías por porción, 75 g de grasa, 35 g de carbohidratos, 80 g de proteína

Ingredientes:
- 4 muslos de pollo
- 1 cucharadita de romero seco
- .5 taza de zumo de limón fresco
- .25 de taza de aceite de oliva
- 2 cucharaditas de ajo picado
- 1 cucharadita de sal

- 1 cucharadita de pimentón
- 3 patatas russet, peladas y cortadas en dados
- 1 cucharadita de pimienta negra
- .5 taza de caldo de pollo

Direcciones:

Poner el horno a 425 grados F. Untar ligeramente la bandeja de asar con aceite de oliva para engrasarla. Combine la sal, la pimienta negra, el pimentón, el ajo, el romero, el zumo de limón y el aceite de oliva como adobo para el pollo. Frote sobre los trozos de pollo y añada la patata hasta que todo quede uniformemente cubierto. En una bandeja de asar preparada, coloque el pollo con la piel hacia arriba, y luego esparza los trozos de patata entre ellos. Rocíe con el caldo de pollo y añada el resto de la marinada. Hornee de 15 a 20 minutos, luego dé una vuelta a la sartén y cocine otros 15 minutos. Puedes sacar el pollo y luego asar ligeramente las patatas si prefieres un color dorado.

Domingo

Desayuno: Avena nocturna de chía y bayas

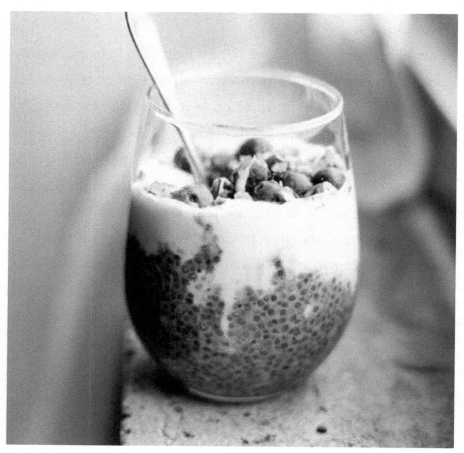

Porciones: 1

Nutrición: 560 calorías por porción, 22 g de grasa, 76 g de carbohidratos, 20 g de proteína

Ingredientes:

- .5 taza de avena laminada
- 1 taza de bayas congeladas
- pizca de sal y canela
- 1 taza de leche
- .25 taza de semillas de chía

Direcciones:

En un recipiente con tapa o en un tarro Mason, combina la avena, la leche, la sal, la canela y las semillas de chía. Haz un puré con las bayas y añádelo a la parte superior de la avena. Puedes añadir yogur o más bayas.

Almuerzo: Fundida de pollo y mozzarella

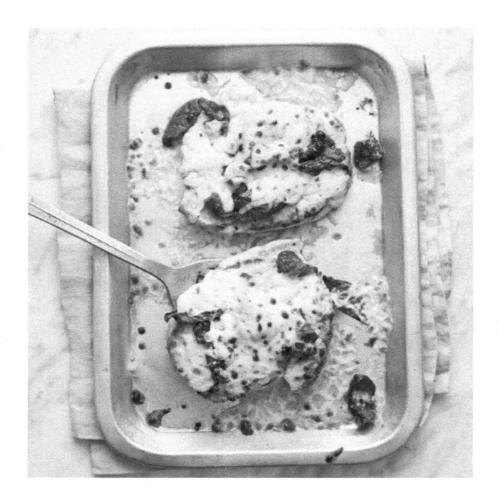

Porciones: 3

Nutrición: 1 sándwich por porción, 300 calorías por porción, 10 g de grasa, 20 g de carbohidratos, 32 g de proteína

Ingredientes:

- 2 pimientos dulces, cortados en rodajas
- 4 muslos de pollo sin piel
- 1 taza de salsa de espaguetis
- 4 rebanadas de pan italiano integral
- 3-4 hojas de albahaca fresca, cortadas en rodajas
- .5 taza de queso mozzarella
- 8-10 aceitunas en rodajas
- .5 cucharaditas de romero u orégano seco
- 3 cucharadas de queso parmesano rallado

Direcciones:

En primer lugar, cocine el pollo (ya sea una olla de cocción lenta, en la estufa, o en una sartén) de nuevo depende de lo que está disponible para usted y de acuerdo a su preferencia. Cocínalo con la salsa de espaguetis, el romero y los pimientos dulces para que el pollo se ablande y se pueda desmenuzar. A continuación, coloca las rebanadas de pan en una bandeja de horno. Ponga la mezcla de pollo sobre el pan. Cubre con aceitunas, albahaca y queso parmesano y mozzarella (iguarda un poco de queso!). Asa en el horno durante unos minutos para que el queso se dore ligeramente. Dale la vuelta y añade la mezcla de pollo al otro lado. Espolvorear con el queso sobrante y asar de nuevo durante unos minutos.

Cena: Cazuela de salmón y cuscús

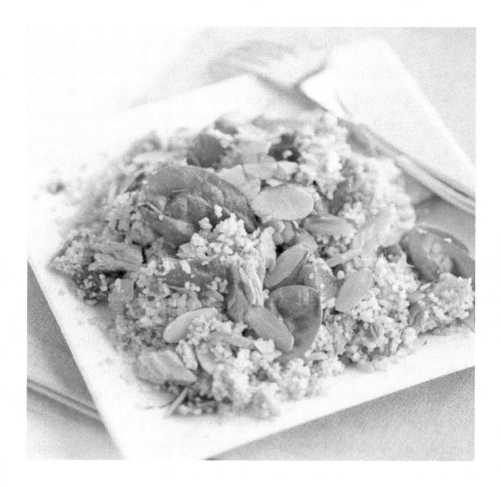

Porciones: 3

Nutrición: 332 calorías por porción, 9 g de grasa, 30 g de grasa, 32 g de carbohidratos

Ingredientes:

- 3 cucharaditas de ajo picado
- 2 tazas de espinacas frescas
- .75 taza de cuscús integral
- 1 lata de salmón, escurrida ~15 oz
- .5 taza de pimientos rojos dulces de bote, escurridos y picados
- 3 cucharadas de mezcla de bruschetta
- 2 cucharadas de almendras
- 1 taza de agua

Direcciones:

En un plato apto para microondas, añade el agua y el ajo. Puedes calentar el agua en el microondas hasta que esté hirviendo, o hacerlo en el fuego. Añade la mezcla de salmón y el cuscús. Deja que repose durante unos 6 u 8 minutos. Espera a que el cuscús esté cocido. Ahora es el momento de añadir los demás ingredientes: la bruschetta, los pimientos y las espinacas. Mézclalo todo hasta que esté bien combinado y luego puedes cubrirlo con almendras como guarnición para que sea más crujiente.

Plan de comidas de 28 días (Semana 2)

Lunes

Desayuno: Sándwich de aguacate y huevo para el desayuno

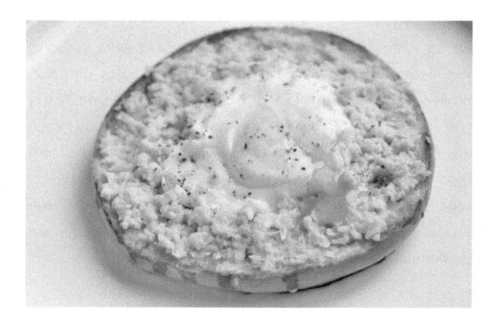

Porciones: 1

Nutrición: 307 calorías por ración, 11 g de proteínas, 7,9 g de fibra, 29 g de carbohidratos, 16 g de grasa

Ingredientes:

- 1 cucharadita de aceite de oliva
- 2 rebanadas de pan integral
- 6-8 tallos de espárragos, cocidos al vapor
- .5 de aguacate, triturado
- 1 cucharadita de mostaza
- 1 huevo duro

Direcciones:

Tostar el pan y extender la mostaza y el puré de aguacate. Coloca los espárragos y las rodajas de huevo duro. Si lo prefieres, puedes espolvorear un poco de sal y pimienta negra y unas gotas de aceite de oliva.

Almuerzo: Fideos de calabacín y limón

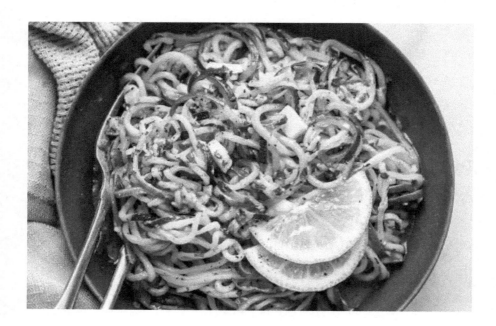

Porciones: 3

Nutrición: 199 calorías por ración, 19,8 g de grasa, 8 g de carbohidratos, 1,9 g de proteínas

Ingredientes:
- cáscara de medio limón
- 1 cucharadita de aceite de oliva
- 2 calabacines pequeños hechos en fideos o fideos de calabacín pre envasados
- 2 cucharaditas de zumo de limón
- .5 cucharaditas de ajo en polvo

- 3-4 rábanos, cortados en rodajas
- 1 cucharada de tomillo fresco picado
- .5 cucharaditas de mostaza

Direcciones:

En un bol, prepare primero el aliño: combine el ajo en polvo, el aceite de oliva, el zumo de limón y la ralladura de limón, y la mostaza. En otro bol, combina los fideos de calabacín. Rocíe el aliño de aceite de oliva que acaba de preparar. Adorna con el tomillo fresco y los rábanos.

Cena: Sopa de lentejas

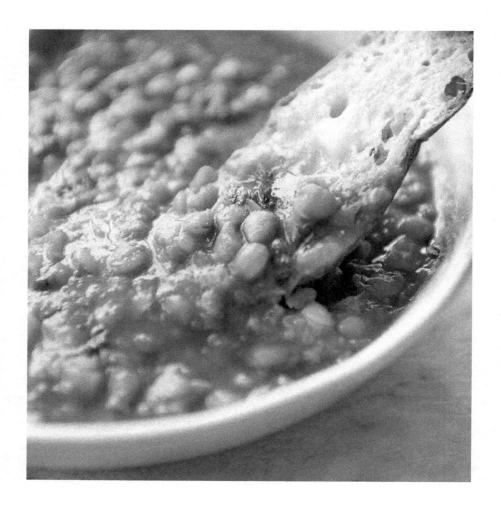

Porciones: 3

Nutrición: 257 calorías por ración, 34 g de carbohidratos, 6 g de grasas, 14 g de proteínas

Ingredientes:

- 1 cebolla, cortada en dados
- 2 cucharaditas de aceite de oliva
- .75 taza de lentejas, remojadas y enjuagadas
- 1 hoja de laurel
- 2 cucharaditas de ajo picado
- 1 apio, cortado en dados
- 1 taza de caldo de pollo
- .5 taza de zanahorias, cortadas en dados
- 1 taza de tomates triturados
- .25 taza de queso parmesano rallado
- .25 de taza de vino blanco
- 1 cucharadita de sal, pimentón y pimienta negra

Direcciones:

Añade aceite de oliva a una olla para rehogar las cebollas hasta que se doren y luego puedes añadir las siguientes verduras: zanahorias, apio y ajo. Deja que esas verduras se ablanden y luego añade los tomates, las lentejas, la hoja de laurel y el caldo de pollo. Sazona con tus especias antes de añadir el vino y llevar la mezcla a ebullición. Deje que se cocine a fuego lento durante 20-30 minutos. Adorna con queso parmesano.

Martes

Desayuno: Batido de dátiles y almendras

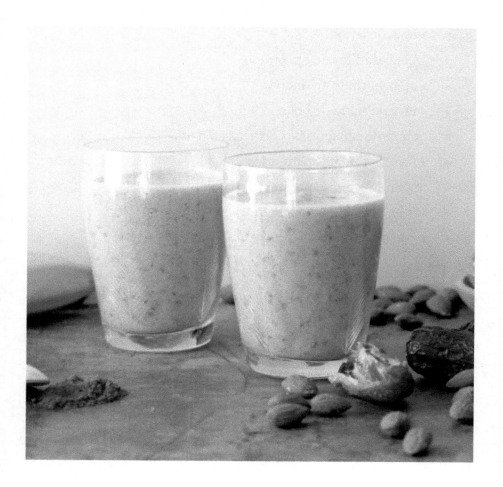

Porciones: 1

Nutrición: 421 calorías por ración, 7 g de proteínas, 80 g de carbohidratos, 13 g de grasa

Ingredientes:

- 1 plátano
- .25 taza de dátiles sin hueso
- .75 taza de leche de almendras, sin endulzar
- un puñado de hielo
- 1 cucharada de mantequilla de almendras

Direcciones:

Dejar los dátiles en remojo en la leche de almendras hasta que se ablanden durante unos 10 o 15 minutos (o dejarlos toda la noche en la nevera). Combinar los ingredientes y batir hasta que tenga una consistencia suave.

Almuerzo: Hamburguesa de Falafel

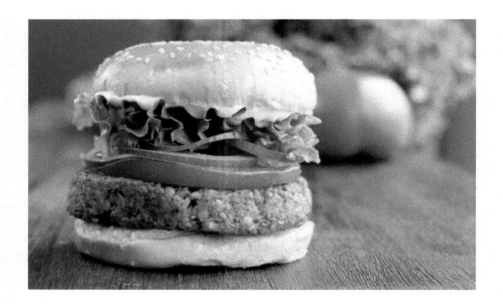

Porciones: 1

Nutrición: 343 calorías por porción, 6 g de grasa, 61 g de carbohidratos, 10 g de proteína

Ingredientes:

- 1 hamburguesa de falafel ya preparada
- 1 pan de hamburguesa integral
- 1 cucharadita de aceite de oliva
- 1 hoja de lechuga
- 1-2 cucharaditas de salsa tzatziki
- 2-3 rodajas finas de cebolla roja
- 2-3 rodajas de tomate

Direcciones:

Puede freír el falafel en una sartén con un poco de aceite de oliva. Debería estar bien cocido en pocos minutos. Escurre el exceso de aceite en una toalla de papel antes de hacer la hamburguesa. Añade las verduras como cobertura y la salsa tzatziki.

Cena: Sopa griega de pollo al limón

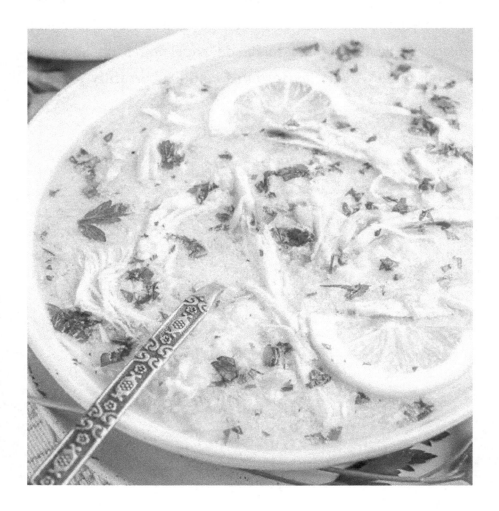

Porciones: 3

Nutrición: 221 calorías por ración, 8 g de grasa, 22 g de carbohidratos, 11 g de proteínas

Ingredientes:

- 1 pechuga de pollo deshuesada
- 3 cucharadas de cebollino picado
- 2 cucharadas de queso (Feta) desmenuzado
- .5 taza de cuscús
- 1 cucharada de ajo picado
- 1,5 cucharadas de aceite de oliva
- .5 de cebolla dulce picada
- 4-5 tazas de caldo de pollo
- sal, pimienta negra y pimentón al gusto
- 1 cucharada de zumo de limón
- 1 cucharadita de ralladura de limón para darle sabor

Direcciones:

Comienza añadiendo aceite de oliva a una olla grande. Una vez que el aceite esté caliente, saltea la cebolla y el ajo. Una vez que estén fragantes y translúcidos, añade el caldo y el pollo. Entonces es el momento de añadir los condimentos a la carne: sal, pimienta negra, ralladura de limón y pimentón. Lleva a ebullición y deja que se cocine a fuego lento antes de añadir el cuscús y más sal al gusto. Cocer a fuego lento durante 5-9 minutos. Utiliza unas pinzas o un tenedor para desmenuzar el pollo.

Miércoles

Desayuno: Tortilla mediterránea

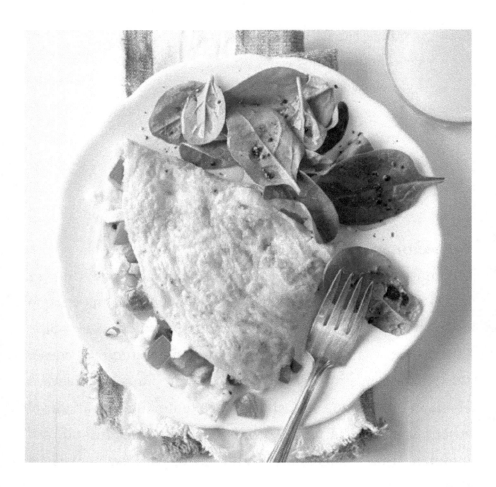

Porciones: 1

Nutrición: 300 calorías por porción, 20 g de carbohidratos, 18 g de grasas, 17 g de proteínas

Ingredientes:

- 1 cucharada de queso feta
- 2 huevos
- 1 alcachofa picada
- 1 tomate pequeño, picado
- 4-5 aceitunas en rodajas
- 1 cucharada de leche
- 2 cucharaditas de salsa pesto
- 1 cucharadita de aceite de oliva
- una pizca de hierbas frescas para dar sabor
- sal y pimienta negra al gusto

Instrucciones: Rompa los huevos en un bol y sazone con sal y pimienta negra. Añade el aceite de oliva a una sartén a fuego medio y luego añade la mezcla de huevos y extiéndela. Una vez que los huevos se hayan cuajado, añada el queso y las verduras y doble el huevo. Adorna con la salsa pesto una vez retirado del fuego.

Comida: Ensalada de judías blancas con tomate y pepino

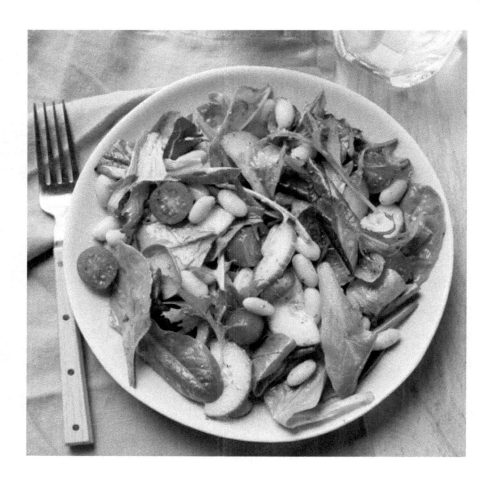

Porciones: 3

Nutrición: 2 tazas por ración, 253 calorías por ración, 15 g de grasa, 22 g de carbohidratos, 8 g de proteínas

Ingredientes:

- una pizca de sal y pimienta negra
- 10-12 hojas de albahaca picadas
- 3 tazas de ensalada mixta
- 1 lata de alubias cannellini bajas en sodio ~15 oz
- 1 taza de tomates cherry cortados por la mitad
- 1 cucharadita de mostaza
- 1 cucharada de vinagre de vino tinto
- 2 cucharadas de aceite de oliva
- .5 de pepino, cortado en dados
- 2 cucharadas de cebolla picada

Direcciones:

Utilizando un procesador de alimentos o una batidora, combine la albahaca, el vinagre, el aceite de oliva, la mostaza, la sal y la pimienta negra hasta obtener una consistencia suave. Este será su aderezo. En un recipiente grande, combine los ingredientes de la ensalada: las verduras, los tomates, el pepino, la cebolla y los frijoles. Agregue el aderezo y mezcle bien.

Cena: Salmón a la pimienta con limón

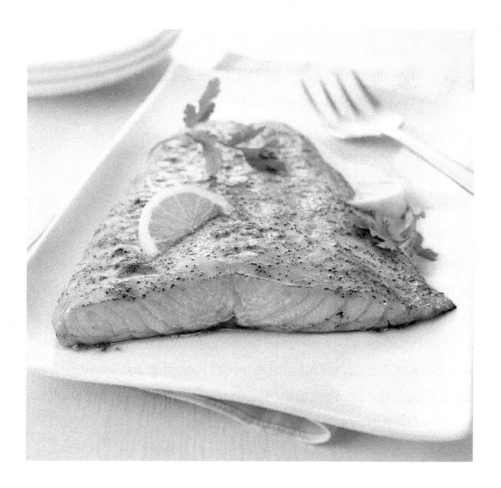

Porciones: 3

Nutrición: 239 calorías por porción, 17 g de grasa, 20 g de proteína, 1 gramo de carbohidratos

Ingredientes:

- sal y pimienta negra al gusto
- 2 filetes de salmón ~4 oz cada uno
- 3 cucharaditas de aceite de oliva
- 2 cucharadas de salsa de soja baja en sodio
- 2 cucharaditas de vinagre de vino tinto
- 1 cucharadita de salsa de tomate
- 1 cucharada de zumo de limón

Direcciones:

Engrasar una bandeja de horno con unas gotas de aceite de oliva. Colocar los filetes de salmón en la bandeja de horno. Combine los líquidos como un adobo y sazone con sal y pimienta negra, luego pinte el salmón. Asar durante 6 a 9 minutos.

Jueves

Desayuno: Revuelto de claras de huevo con verduras

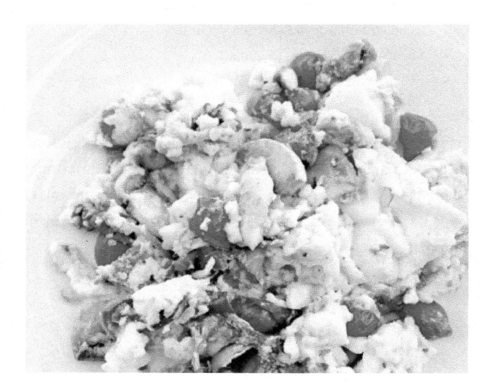

Porciones: 3

Nutrición: 149 calorías por ración, 16 g de proteínas, 7 g de carbohidratos, 6 g de grasas

Ingredientes:

- 3 cucharadas de queso parmesano rallado
- .25 taza de tomates cherry, cortados por la mitad
- 2 cucharaditas de cebolla roja, picada finamente
- 1 taza de espinacas frescas
- sal y pimienta negra al gusto
- .25 taza de leche
- 6 claras de huevo o 1,5 tazas de producto de huevo refrigerado
- 2 dientes de ajo picados
- 3 cucharadas de aceite de oliva

Direcciones:

En un bol, combina la leche y los huevos y sazona la mezcla. En una sartén grande, añada aceite de oliva y luego el ajo. Añada las verduras y cocine hasta que las espinacas se marchiten. Retira del fuego y añade la mezcla de huevos. Cocina los huevos, retíralos del fuego y sírvelos con las verduras. Cubre con el queso rallado.

Almuerzo: Pan de pita, humus y ensalada griega

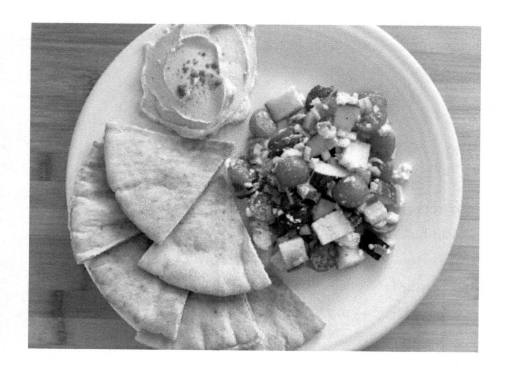

Porciones: 1

Nutrición: 414 calorías por ración, 30 g de grasa, 28 g de carbohidratos, 10 g de proteínas, 6 g de fibra

Ingredientes:
- .25 taza de humus
- 1 pan de pita integral
- 1 cucharada de queso (Feta) desmenuzado

- 1,5 tazas de rúcula
- .5 de pepino, cortado en dados
- .5 taza de zanahoria picada
- 1 cucharada de vinagre de vino tinto
- 3 cucharaditas de aceite de oliva
- 1 tomate, cortado en dados
- una pizca de sal y pimienta negra

Direcciones:

En una ensaladera grande, mezcla el pepino, las zanahorias, el aceite, el vinagre de vino tinto, la rúcula, los tomates y el queso feta. Comer con una guarnición de pan de pita y hummus.

Cena: Pollo al limón y parmesano con fideos de calabacín

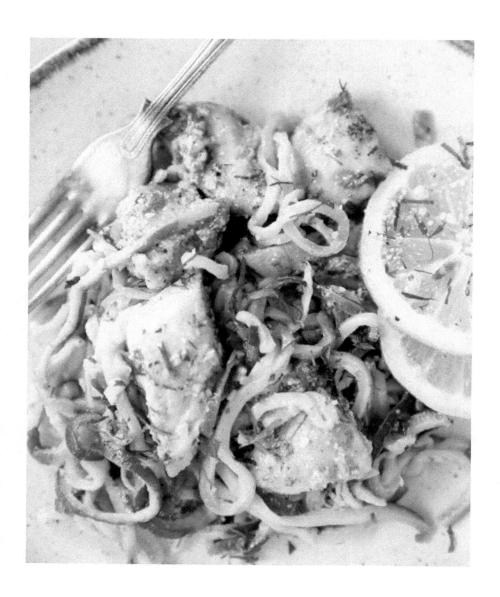

Porciones: 3

Nutrición: 632 calorías por ración, 36 g de grasa, 4 g de carbohidratos, 70 g de proteínas

Ingredientes:

- 1 paquete de fideos de calabacín
- sal y pimienta negra al gusto
- .25 taza de queso parmesano rallado
- 2 pechugas de pollo deshuesadas, cortadas en cubos
- 2 cucharaditas de ajo picado
- 2 cucharadas de aceite de oliva
- 1 cucharadita de orégano seco
- .5 taza de caldo de pollo o de verduras
- 2 cucharaditas de ralladura de limón
- .5 cucharaditas de albahaca seca

Direcciones:

Cocer y escurrir los fideos de calabacín según las instrucciones. Añade el aceite de oliva y cocina el pollo en una sartén aparte. Condimentar con sal y pimienta negra. Retira el pollo una vez cocido pero mantén el fuego y añade el ajo, la ralladura de limón, la albahaca, el orégano y el caldo que hayas elegido. Deja que la mezcla se cocine bien antes de dejarla a fuego lento o medio. Vuelve a añadir el pollo a la sartén y deja que se cocine hasta que la salsa se haya reducido. Sirve con los fideos de calabacín.

Viernes

Desayuno: Frittata de hierbas y huevos

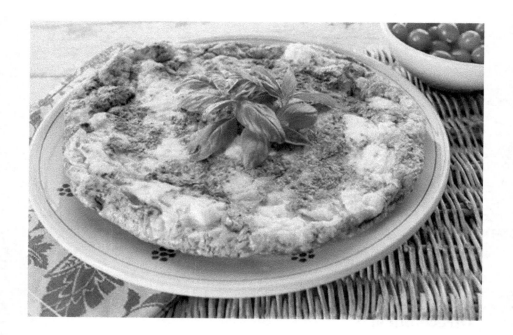

Porciones: 1

Nutrición: 265 calorías por porción, 18 g de carbohidratos, 22 g de proteínas, 12 g de grasa

Ingredientes:

- 2 claras de huevo
- .5 taza de cebolla, cortada en cubos
- 1 cucharadita de aceite de oliva
- .25 taza de agua

- sal y pimienta negra al gusto
- 3 cucharaditas de queso ricotta
- 1 cucharadita de hierbas secas (o 2 cucharaditas si se usan frescas)

Direcciones:

Añade primero agua a una cacerola y deja que llegue a hervir. Añade el aceite de oliva y cocina primero las cebollas. A continuación, eche los huevos y cocínelos con sal, pimienta y hierbas aromáticas. Adorna con el queso y retira del fuego.

Almuerzo: Ensalada mediterránea

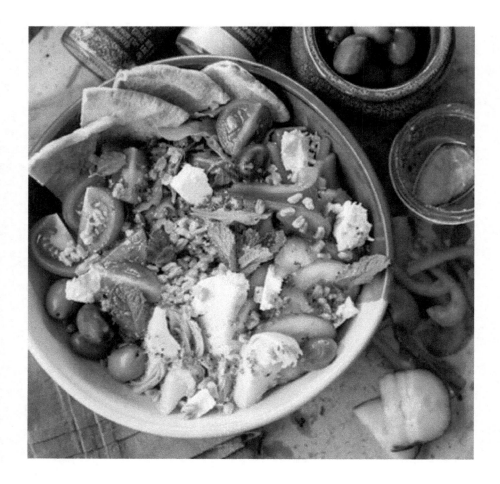

Porciones: 3

Nutrición: 108 calorías por porción, 7 g de grasa, 7 g de carbohidratos, 5 g de proteína

Ingredientes:

- .25 taza de calabacín picado
- .5 taza de pimiento picado
- .5 taza de brócoli
- 2 cucharadas de queso (Feta) desmenuzado
- 2 cucharadas de vinagre de vino tinto
- 1 taza de lechuga romana, desgarrada
- 1 tomate picado
- .5 de pepino picado
- 1 cucharada de pesto

Direcciones:

Mezcla el pesto y el vinagre de vino tinto para hacer el aderezo de la ensalada. En una ensaladera, combina todas las demás verduras y adórnalas con el queso feta. Añade la vinagreta.

Cena: Camarones al ajo

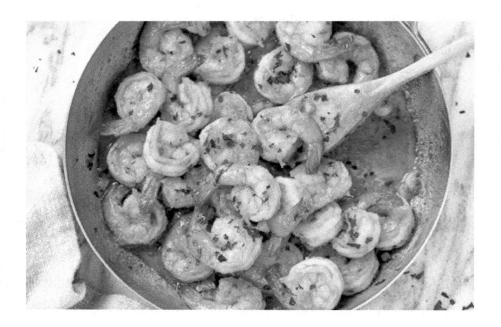

Porciones: 3

Nutrición: 248 calorías por ración, 14 g de grasa, 17 g de proteínas, 7,3 g de carbohidratos

Ingredientes:
- 1 libra de camarones grandes, pelados
- .25 de taza de aceite de oliva
- 2,5 cucharaditas de ajo picado
- .5 cucharaditas de copos de chile
- .5 cucharaditas de pimentón
- 1 cucharadita de sal

- 2 cucharadas de vinagre de vino tinto
- 2 cucharadas de zumo de limón
- 1 cucharada de perejil fresco picado

Direcciones:

n una sartén grande, añade el aceite de oliva y, una vez caliente, el ajo y las escamas de chile. Asegúrate de que el ajo no se queme. Añade las gambas y condimenta con pimentón y sal. Cocínalos durante 5 minutos hasta que dejen de estar crudos y adquieran un color rosado. Añade tus líquidos de zumo de limón y vinagre y deja que se cocinen y reduzcan. Retira del fuego y adorna con perejil.

Sábado

Desayuno: Sándwich de desayuno multigrano

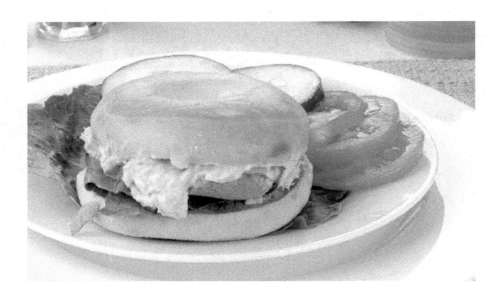

Porciones: 1

Nutrición: 239 calorías por ración, 12 g de grasa, 27 g de carbohidratos, 13,4 g de proteínas

Ingredientes:
- 1 cucharadita de aceite de oliva
- 4-5 hojas de espinacas frescas
- una pizca de sal y pimienta negra
- 1 pan de molde multi cereales

- 2 huevos
- 2-3 tomates cherry, cortados en rodajas

Direcciones:

Precaliente su horno a 375 grados F. Unte un poco de aceite de oliva en los panes para sándwiches y tuéstelos en el horno hasta que estén ligeramente dorados. En una sartén, cocine los huevos en el resto del aceite de oliva. Una vez cocidos, resérvalos. Añade los tomates, las espinacas baby y el huevo en cada bagel, y espolvorea con sal y pimienta negra.

Almuerzo: Tortilla de camarones

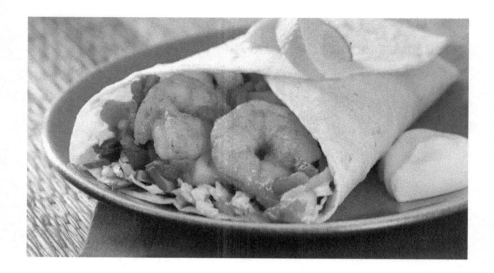

Porciones: 1

Nutrición: 365 calorías por porción, 26 g de proteína, 12 g de grasa

Ingredientes:

- 4 onzas de camarones cocidos, cortados en trozos grandes
- .5 de tomate, cortado en dados
- .25 aguacate, cortado en dados
- 1 tortilla de trigo integral
- 2 cucharaditas de zumo de limón
- 1 cucharada de cebolla picada
- .5 de pepino picado

- 2 oz de queso (Feta), desmenuzado

Direcciones:

En un bol, mezcla los tomates, el feta, el pepino, las gambas, el aguacate, el zumo de limón y la cebolla. Calienta tu tortilla y añade el relleno para comerlo como una tortilla.

Cena: Pinchos de gambas a la plancha

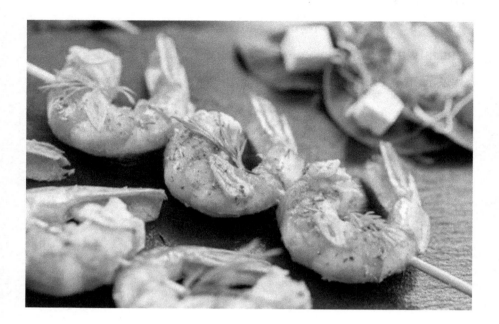

Porciones: 3

Nutrición: 327 calorías por porción, 30 g de carbohidratos, 36 g de proteínas, 7 g de grasa

Ingredientes:

- 2 cucharaditas de ajo picado
- 1 libra de camarones grandes, pelados
- 4 onzas de pasta vermicelli integral
- 1 cucharadita de sal
- 1 cucharadita de pimentón
- 2 cucharadas de aceite de oliva

- .5 manojo de perejil fresco picado
- 1 cucharadita de zumo de limón
- 1 cucharadita de pimienta negra

Direcciones:

Primero, sazona las gambas con las especias. Ensártalas en 4 brochetas de unas 8-10" de largo. Prepara tu parrilla de gas o carbón y asa las brochetas, asegurándote de darles la vuelta una vez para que ambos lados queden uniformes. Cocine la pasta según las instrucciones. Añade las brochetas de gambas al plato de pasta y adórnalas con zumo de limón y perejil.

Domingo

Desayuno: Avena con fruta

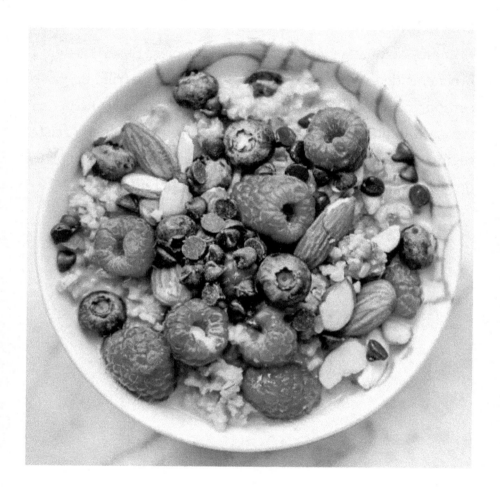

Porciones: 1

Nutrición: 532 calorías por porción, 19 g de grasa, 75 g de carbohidratos, 18 g de proteína

- **Ingredientes:**
- .25 taza de frambuesas frescas
- .5 taza de leche
- .5 taza de yogur
- .25 taza de frutos secos crudos picados de su elección
- .5 taza de avena
- una pizca de canela en polvo

Direcciones:

En un tarro con tapa, mezcla la avena, una pizca de canela y la leche. Déjalo enfriar toda la noche o durante unas horas. Después, añade la fruta, el yogur y los frutos secos como cobertura antes de comer.

Almuerzo: Ensalada mediterránea de atún

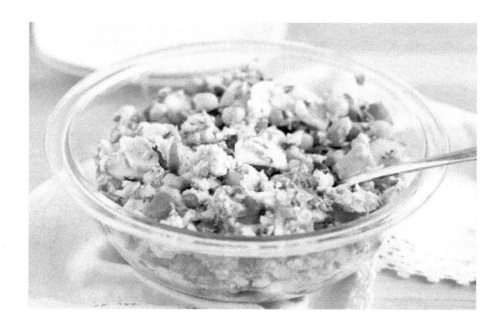

Porciones: 3

Nutrición: 139 calorías por ración, 8 g de grasa, 11 g de carbohidratos, 11,5 g de proteínas

Ingredientes:
- .25 taza de garbanzos
- 7-9 aceitunas negras en rodajas
- .25 taza de cebolla, finamente picada
- .5 taza de pimiento picado
- .5 de pepino, cortado en dados

- 1 cucharada de zumo de limón
- 1 lata de atún, escurrida ~6 oz
- 3 dientes de ajo picados
- 3 cucharadas de aceite de oliva
- .5 taza de zanahorias, cortadas en dados

Direcciones:

En un bol, mezcla el atún con el ajo, los garbanzos, el pimiento, las aceitunas, la zanahoria, la cebolla y el pepino. Mezcla el zumo de limón y el aceite de oliva para hacer el aliño. Añade una pizca de pimienta negra o sal y adorna con perejil.

Cena: Pasta con col rizada y feta

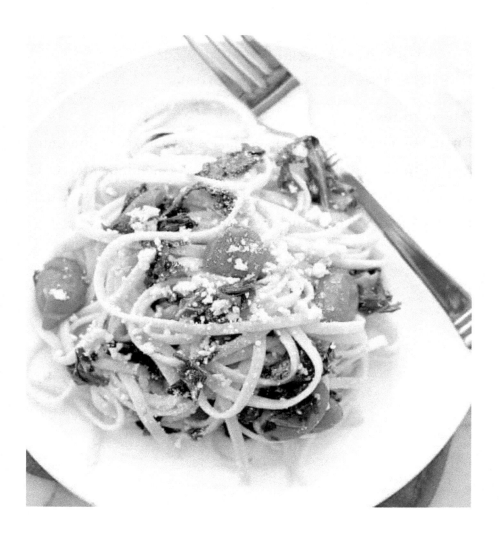

Porciones: 3

Nutrición: 269 calorías por ración, 22 g de grasa, 13 g de carbohidratos, 7 g de proteínas

Ingredientes:

- 3 dientes de ajo picados
- 1 paquete de pasta fettuccine
- 5 cucharadas de aceite de oliva, divididas
- 4 cucharadas de queso (Feta) desmenuzado
- sal y pimienta negra al gusto
- 8-10 tomates cherry, cortados por la mitad
- 4 tazas de agua
- 6-7 tazas de hojas frescas de col rizada

Direcciones:

Añade la mitad del aceite de oliva en una olla grande. A continuación, añada las hojas de col rizada a fuego medio. Se marchitarán en pocos minutos, así que retíralas de la olla. A continuación, añada la pasta, el agua, los tomates, el ajo y la sal y la pimienta y cocine a fuego medio o alto. Cocine a fuego lento hasta que la pasta termine de cocinarse y luego sazone con el queso y el aceite de oliva.

Plan de comidas de 28 días (Semana 3)

Lunes

Desayuno: Batido de mango y pera

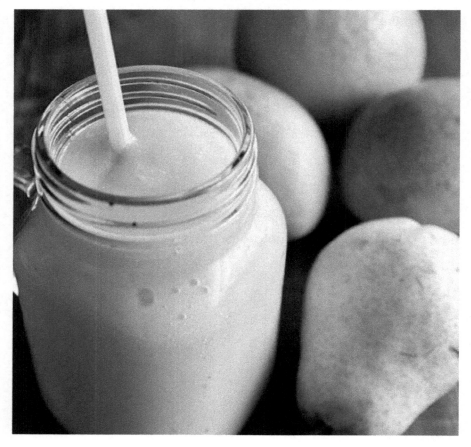

Porciones: 1

Nutrición: 293 calorías; Grasa total: 8g; Grasa saturada: 5g; Carbohidratos: 53g; Fibra: 7g; Proteínas: 8g

El mango aporta un encantador tono amarillo y un delicioso sabor a este sedoso y casi decadente batido. Esta fruta brillante y fragante es una maravillosa fuente de vitaminas A y C, así como de cobre, potasio y fibra, lo que significa que favorece la salud de la piel y la visión, al tiempo que combate el cáncer.

Ingredientes:

- 1 pera madura, descorazonada y picada
- ½ mango, pelado, sin hueso y picado
- 1 taza de col rizada picada
- ½ taza de yogur griego natural
- 2 cubitos de hielo

Direcciones:

En una licuadora, haga un puré con la pera, el mango, la col rizada y el yogur.

Añadir el hielo y batir hasta que esté espeso y suave. Vierta el batido en un vaso y sírvalo frío.

Consejo de sustitución: se pueden utilizar manzanas en lugar de peras. Para obtener algo más de fibra, deja la piel de la fruta. Sin embargo, lave bien la piel para eliminar cualquier residuo de pesticida si sus manzanas no son orgánicas.

Almuerzo: Ensalada de lentejas, gambas y judías

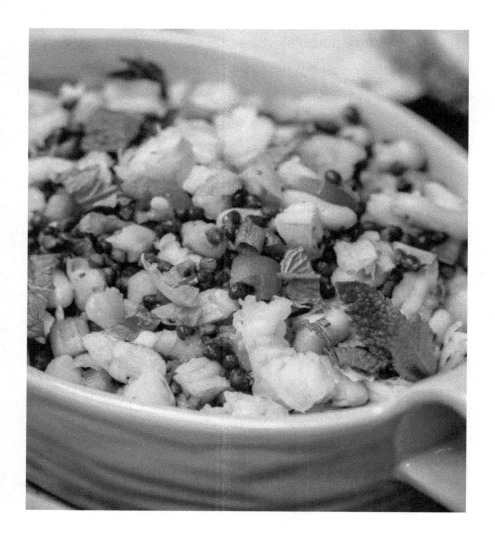

Porciones: 3

Nutrición: 347 calorías por ración, 8,9 g de grasa, 38 g de carbohidratos, 19,5 g de proteínas

Ingredientes:

- .5 pimiento picado
- 5-7 hojas de menta picadas
- 2 cucharaditas de alcaparras
- 2 cucharaditas de ajo picado
- 1 lata de lentejas marrones ~15 oz
- 7 oz de camarones cocidos
- 2 cucharadas de vinagre de vino blanco
- 1 lata de alubias blancas ~15 oz
- sal y pimienta negra al gusto
- 2 cucharadas de aceite de oliva virgen extra
- .5 cucharaditas de comino molido
- .5 cucharaditas de pimentón

Direcciones:

Mezclar las gambas, el pimiento, las alcaparras, las judías blancas, las lentejas, la menta y el ajo picado. Sazonar con las especias y añadir el vinagre de vino blanco y el aceite de oliva como aderezo. Remover para que todo quede bien diseñado. Esta es una gran comida con una rebanada de su pan de pita integral favorito.

Cena: Pollo vegetariano mediterráneo

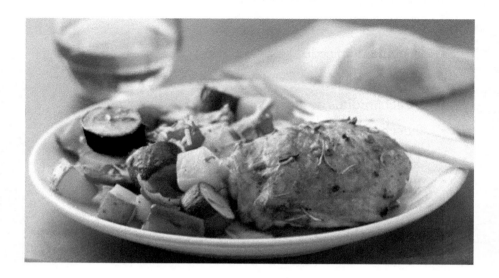

Porciones: 3

Nutrición: 291 calorías por ración, 6 g de grasa, 12,7 g de carbohidratos, 3,8 g de fibra, 45 g de proteínas

Ingredientes:

- 1 cucharadita de sal del Himalaya o de sal normal, pimienta negra y pimentón
- 3 cebollas verdes picadas
- 2 pechugas de pollo grandes sin piel y deshuesadas
- 2-3 tomates, cortados en dados
- 2 chiles jalapeños pequeños, sin semillas y en rodajas finas
- 2 cucharadas de zumo de limón
- 1 pimiento picado

Direcciones:

Mezcla el zumo de limón con las especias y utiliza la mezcla para sazonar las pechugas de pollo. En una bandeja de horno forrada, coloque las pechugas de pollo y las verduras picadas. Hornee de 30 a 35 minutos a 450 grados F cubiertos con papel aluminio para atrapar la humedad. Una vez cocido, puede asarlo durante unos minutos para darle más color a su pollo.

Martes

Desayuno: Batido de fresas y ruibarbo

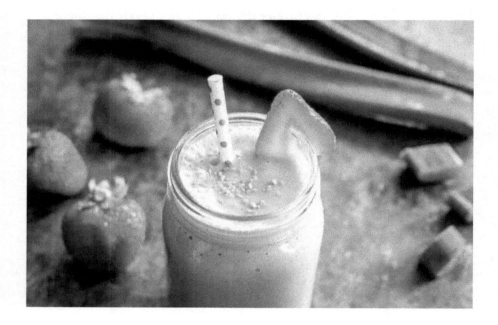

Porciones: 1

Nutrición: 295 calorías; Grasa total: 8g; Grasa saturada: 5g; Carbohidratos: 56g; Fibra: 4g; Proteínas: 6g

Mientras examina los productos de su supermercado local, puede pensar que los manojos de ruibarbo se parecen un poco al apio rojizo y no a un ingrediente utilizado en tartas y pasteles. El ruibarbo agrio se cocina, en la mayoría de los casos, como una fruta, pero en realidad es una verdura. Es una adición saludable a un batido de desayuno porque el ruibarbo es muy rico en vitamina K, luteína y calcio.

Ingredientes:

- 1 tallo de ruibarbo picado
- 1 taza de fresas frescas cortadas en rodajas
- ½ taza de yogur griego natural
- 2 cucharadas de miel
- Una pizca de canela molida
- 3 cubitos de hielo

Direcciones:

Poner una cacerola pequeña llena de agua a fuego alto y llevar a ebullición. Añadir el ruibarbo y hervir durante 3 minutos. Escurrir y pasar el ruibarbo a una batidora.

Añadir las fresas, el yogur, la miel y la canela y pulsar la mezcla hasta que quede suave.

Añadir el hielo y batir hasta que esté espeso, sin que queden grumos de hielo. Vierta el batido en un vaso y disfrútelo frío.

Consejo sobre los ingredientes: las hojas de ruibarbo contienen un compuesto llamado ácido oxálico, que es tóxico; utilice sólo los tallos de la planta en sus recetas.

Almuerzo: Ensalada mediterránea de tomate con hierbas frescas

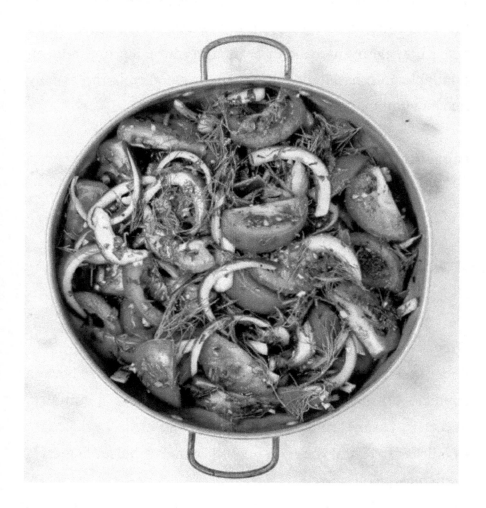

Porciones: 3

Nutrición: 125 calorías por ración, 9,7 g de grasa, 8 g de carbohidratos, 1,6 g de proteínas

Ingredientes:

- sal y pimienta negra
- 2 oz de queso (Feta), desmenuzado
- .5 taza de eneldo fresco picado
- 4-6 hojas de menta fresca, picadas
- .5 cucharaditas de pimentón
- 3 cucharaditas de aceite de oliva
- 2 cucharaditas de ajo picado
- 2 cucharaditas de zumo de limón
- 2 cucharaditas de vinagre de vino blanco
- .5 taza de cebolla, cortada en dados finos
- 5 tomates, cortados en dados

Direcciones:

Combine las cebollas, los tomates, las hierbas y el ajo en un bol, y luego sazone con sus especias (sal, pimienta negra, pimentón). Para crear el aliño, mezcle en un bol aparte el aceite de oliva, el vinagre y el zumo de limón. Pruebe la sal. Cubra con el queso feta.

Cena: Sopa de lentejas

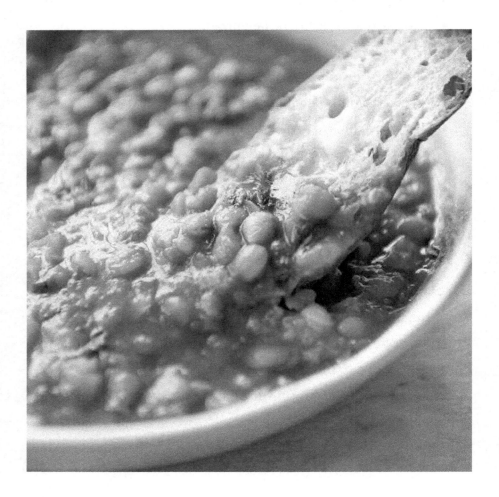

Porciones: 3

Nutrición: 347 calorías por porción, 49 g de carbohidratos, 18 g de proteínas, 10 g de grasa

Ingredientes:

- .5 de cebolla picada
- .5 taza de zanahorias picadas
- 3 cucharadas de aceite de oliva
- 1 hoja de laurel
- 1 cucharada de vinagre
- .5 taza de apio picado
- 2 cucharaditas de ajo picado
- .5 cucharaditas de orégano seco
- 1 taza de lentejas secas
- .5 cucharaditas de sal
- 2 tomates picados
- 4 tazas de agua
- .5 cucharaditas de albahaca seca
- .5 taza de espinacas picadas
- .5 cucharaditas de pimienta negra

Direcciones:

Añade el aceite de oliva a una olla grande y saltea el apio, las cebollas y las zanahorias hasta que las verduras estén blandas. A continuación, añade las hierbas secas, la hoja de laurel y el ajo picado y remueve hasta que todo esté bien combinado con las hierbas. A continuación, añade las lentejas, el agua y los tomates. Para cocer las lentejas, sube el fuego y deja que la mezcla se cocine a fuego lento entre 15 y 20 minutos. Incorpora las espinacas y, cuando se marchiten, apaga el fuego y añade los condimentos (vinagre, sal y pimienta negra).

Miércoles

Desayuno: Batido de calabaza y pan de jengibre

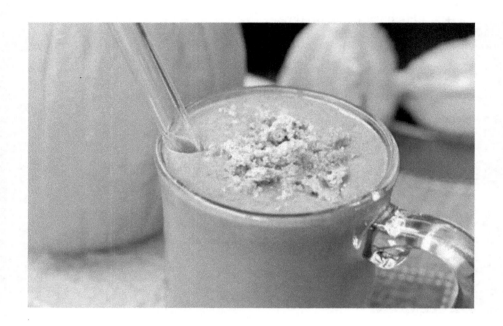

Porciones: 1

Tiempo de preparación: 5 minutos, más 1 hora o una noche de remojo

Nutrición: 200 calorías; Grasa total: 5 g; Grasa saturada: 1 g; Carbohidratos: 41 g; Fibra: 10 g; Proteínas: 5 g

Deja las semillas de chía en remojo en la nevera durante toda la noche, y por la mañana estarán listas para tu batido. Las semillas de chía son increíblemente absorbentes, absorbiendo unas 10 veces su peso en líquido. Si está tratando de alcanzar sus objetivos de pérdida de peso, estabilizar el azúcar en la sangre, o simplemente apoyar un sistema digestivo saludable, incluya las semillas de chía en su dieta con regularidad.

Ingredientes:

- 1 taza de leche de almendras sin azúcar
- 2 cucharaditas de semillas de chía
- 1 plátano
- ½ taza de calabaza pura enlatada
- ¼ de cucharadita de canela molida
- ¼ de cucharadita de jengibre molido
- Una pizca de nuez moscada molida

Direcciones:

En un bol pequeño, mezcla la leche de almendras y las semillas de chía. Deja las semillas en remojo durante al menos 1 hora. Pasa las semillas a una batidora.

Añadir el plátano, la calabaza, la canela, el jengibre y la nuez moscada.

Mezclar hasta que esté suave. Verter el batido en un vaso y servir.

Consejo de sustitución: La batata o la calabaza cocida pueden ser una alternativa si no tienes calabaza a mano.

Almuerzo: Pan de ajo con aguacate y camarones

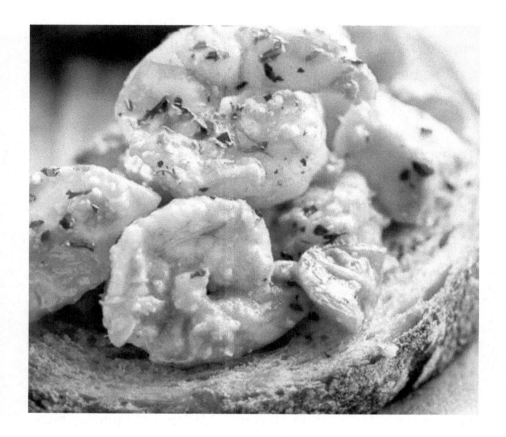

Porciones: 3

Nutrición: 222 calorías por ración, 7,9 g de grasa, 24 g de carbohidratos, 2 g de fibra, 13 g de proteínas

Ingredientes:

- .5 pan de masa madre cortado en 5 rebanadas de aproximadamente 1" de grosor
- 1 cucharadita de aceite de oliva para rociar o aceite de oliva en spray

Camarones al ajo:

- 2 cucharaditas de zumo de limón
- 0,5 libras de camarones pelados
- .5 cucharaditas de sal
- .5 cucharaditas de pimentón
- 1 cucharadita de ajo picado
- .5 manojo de perejil fresco picado
- .5 cucharaditas de pimienta negra
- 2 cucharaditas de aceite de oliva
- Ensalada de aguacate:
- .5 aguacate, pelado
- 1 tomate pequeño, cortado en cubos
- una pizca de sal
- 1 cucharada de zumo de limón

Direcciones:

En una bandeja para hornear forrada, disponga el pan y úntelo con un poco de aceite de oliva. Asar hasta que esté ligeramente dorado. A continuación, prepare el resto de los ingredientes. Para cocinar las gambas al ajillo, mezcla el ajo, el zumo de limón y las gambas en un bol y añade los condimentos (pimentón, sal y pimienta negra). Añade un poco de aceite de oliva a una sartén y fríe las gambas. Resérvalas y adórnalas con perejil. Para preparar la ensalada de aguacate, mezcla todos los ingredientes y añade las gambas. Añade las gambas y el aguacate al pan que has tostado.

Cena: Risotto con setas

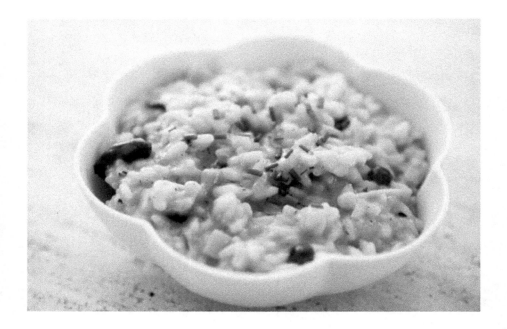

Porciones: 3

Nutrición: 405 calorías por porción, 12 g de grasa, 61 g de carbohidratos, 20 g de proteína

Ingredientes:

- 0,5 libras de farro, enjuagado
- 2 cucharadas de aceite de oliva
- .5 taza de guisantes congelados
- sal y pimienta negra al gusto
- .25 taza de albahaca fresca picada
- 2 oz de queso parmesano rallado

- 3-4 tazas de agua caliente
- 10-12 champiñones frescos, cortados en rodajas
- 4 dientes de ajo picados

Direcciones:

En un horno holandés o en una olla grande, calienta el aceite de oliva y saltea el ajo picado y los champiñones cortados en rodajas. Sazona con un poco de sal hasta que el ajo se vuelva ligeramente dorado y fragante. Añade el farro a la olla y cuécelo en agua hirviendo. Deje que la mezcla hierva y luego cocine a fuego lento, para que se cocine según las instrucciones de tiempo de su paquete. Añade los guisantes y cocina hasta que el farro esté tierno. Si no está cocido del todo, puedes añadir más agua. Una vez que el agua se haya evaporado y el farro se haya cocido, añada la albahaca y el queso parmesano y sazone con sal y pimienta negra.

Jueves

Desayuno: Gachas de cebada

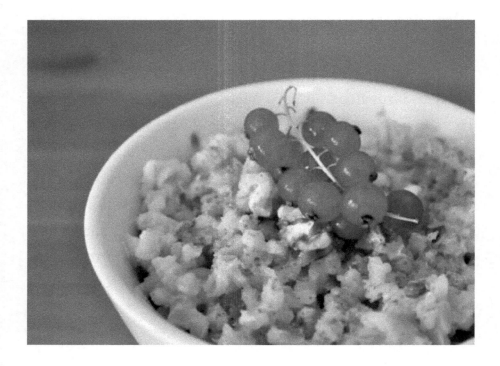

Porciones: 4

Nutrición: 354 calorías; Grasa total: 8 g; Grasa saturada: 1 g; Carbohidratos: 63 g; Fibra: 10 g; Proteínas: 11 g

Las gachas de avena suelen estar compuestas por avena, pero la cebada con sabor a nuez y ligeramente masticable es una variación estelar. Utilice cebada descascarillada para esta receta, que puede encontrar en la sección de gráneles de la mayoría de las tiendas de comestibles si quiere ahorrar un poco de dinero. La cebada puede ayudar a combatir el cáncer de mama y las enfermedades cardíacas, así como la diabetes de tipo 2, porque es muy rica en fibra, manganeso, selenio y vitamina B1.

Ingredientes:

- 1 taza de cebada
- 1 taza de bayas de trigo
- 2 tazas de leche de almendras sin azúcar, más para servir
- 2 tazas de agua
- ½ taza de arándanos
- ½ taza de semillas de granada
- ½ taza de avellanas, tostadas y picadas
- ¼ de taza de miel

Direcciones:

En una cacerola mediana a fuego medio-alto, colocar la cebada, las bayas de trigo, la leche de almendras y el agua. Llevar a ebullición, reducir el fuego a bajo y cocer a fuego lento durante unos 25 minutos, removiendo frecuentemente hasta que los granos estén muy tiernos.

Cubra cada porción con leche de almendras, 2 cucharadas de arándanos, 2 cucharadas de semillas de granada, 2 cucharadas de avellanas y 1 cucharada de miel.

Almuerzo: Wrap Vegetal de Quinoa

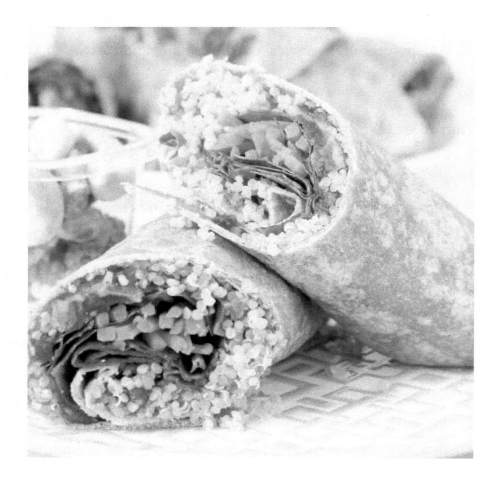

Porciones: 3

Nutrición: 328 calorías por porción, 9 g de grasa, 49 g de carbohidratos, 13 g de proteína

Ingredientes:

- 2 tortillas de trigo integral
- .25 taza de humus
- 1 cucharada de tomates secos
- 1 taza de espinacas frescas
- .5 taza de quinoa, sin cocer
- .25 taza de zanahorias picadas

Direcciones:

En primer lugar, cocine su quinoa pero cocinándola en 1,5 tazas de agua o caldo. Déjala hervir y luego cocina a fuego lento hasta que esté cocida y luego apaga el fuego. En el pan de 2 tortillas, reparte tus espinacas baby, humus, zanahorias, tomates y quinoa. Envuelve como un burrito. Puedes freírlo en la sartén para darle un poco de color o asarlo en una prensa para paninos si lo prefieres.

Cena: Zoodles con aguacate y salsa de mango

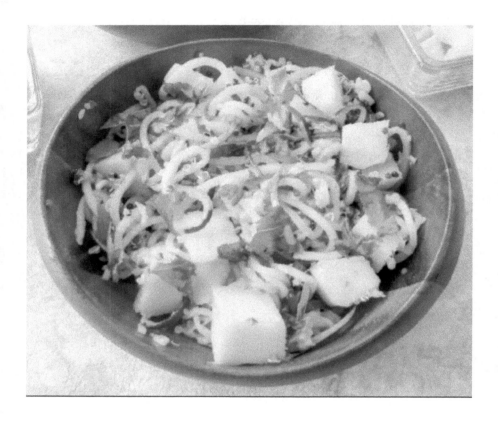

Porciones: 3

Nutrición: 472 calorías por porción, 26 g de grasa, 10 g de proteína, 61 g de carbohidratos

Ingredientes:

- 1 mango, pelado y picado o 1 taza de cubos de mango congelados
- 1 trozo de jengibre de 5 cm.
- .25 taza de leche de coco entera
- sal, pimienta negra y escamas de chile al gusto
- 2 calabacines espiral izados en fideos (o pre envasados)
- 2 cucharadas de salsa tamari
- 1 aguacate, pelado y sin hueso
- 6-8 hojas de menta

Direcciones:

En una licuadora, mezcle las hojas de menta, el jengibre, la leche de coco, la salsa tamari, el mango, el aguacate y las hojuelas de chile. Mezclar hasta que esté suave y cremoso y sazonar con sal y pimienta negra. Combinar la salsa y los fideos de calabacín y remover hasta que todo esté bien combinado.

Viernes

El desayuno: Bircher Muesli

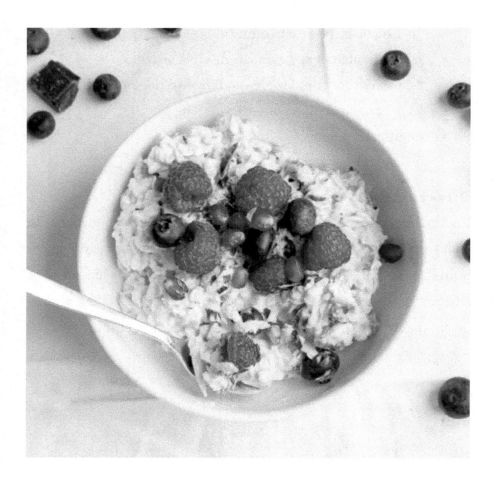

Porciones: 4

Nutrición: 397 calorías; Grasa total: 18 g; Grasa saturada: 8 g; Carbohidratos: 55 g; Fibra: 10 g; Proteínas: 9 g

El muesli Bircher apareció por primera vez alrededor de 1900 como plato de desayuno en la clínica sanitaria suiza del Dr. Bircher, que promovía una alimentación sana y holística. El remojo de los ingredientes es crucial para crear una textura suave y combinar los distintos sabores. Prueba a añadir un poco de manzana rallada, en lugar de plátano, si quieres un muesli más tradicional.

Ingredientes:

- 1½ tazas de copos de avena
- ½ taza de coco rallado sin azúcar
- 2 tazas de leche de almendras sin azúcar
- 2 plátanos, triturados
- ½ taza de almendras picadas
- ½ taza de pasas
- ½ cucharadita de canela molida

Direcciones:

En un recipiente grande que pueda cerrarse, mezcle la avena, el coco y la leche de almendras hasta que estén bien combinados. Refrigera la mezcla para que quede en remojo toda la noche.

Por la mañana, añada el plátano, las almendras, las pasas y la canela para servir.

Consejo de sustitución: Si no quieres un desayuno vegetariano, utiliza leche al 2% en lugar de leche de frutos secos.

Almuerzo: Tazón verde con pollo y hierbas

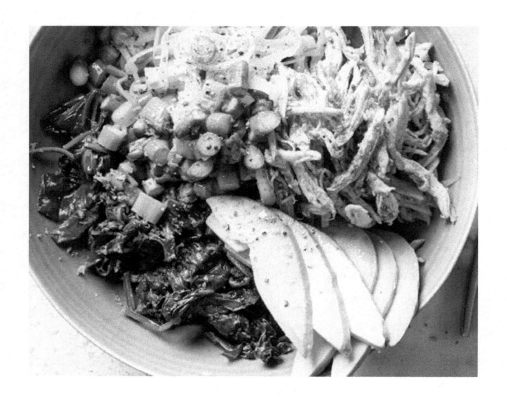

Porciones: 1

Nutrición: 442 calorías por porción, 19 g de grasa, 31 g de proteína, 44 g de carbohidratos

Ingredientes:
- 1 taza de ramilletes de brócoli
- 2 tazas de espinacas frescas

- una pizca de sal y pimienta negra
- 0,5 tazas de cebolla, finamente picada
- 1 taza de espárragos picados
- zumo y cáscara de 1 limón
- 3 cucharaditas de aceite de oliva
- .25 aguacate, sin hueso y cortado en cubos
- 3-4 onzas de pollo cocido sobrante, desmenuzado
- .25 taza de hierbas frescas picadas

Direcciones:

Añade un poco de aceite de oliva a una sartén para saltear las cebollas mientras las sazonas ligeramente con sal. Cocínala hasta que esté translúcida y luego añade las otras verduras: el brócoli y los espárragos y cocina hasta que las espinacas se hayan marchitado. Sazona con el zumo y la ralladura de limón y cocina el pollo. Retira del fuego y adorna con el aguacate y las hierbas frescas. Añade la última cucharada de aceite de oliva como aderezo.

Cena: Mejillones al vapor

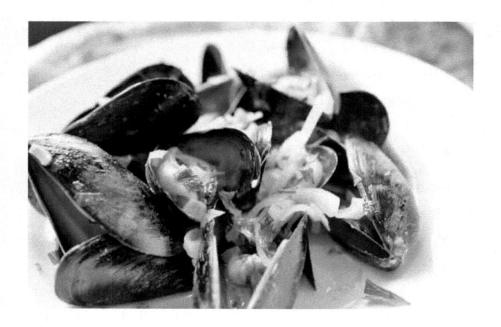

Porciones: 3

Nutrición: 419 calorías por ración, 24 g de proteínas, 27 g de carbohidratos, 14 g de grasa

Ingredientes:

- 3 cucharadas de aceite de oliva
- 1 jalapeño o chile, picado
- 4 tomates frescos picados
- 8-10 hojas de albahaca picadas
- 3-4 tazas de caldo de verduras bajo en sodio
- 1 taza de cebolla picada

- 3 cucharaditas de ajo picado
- 0,5 taza de nata ligera o espesa
- 3 libras de mejillones frescos
- 1 cucharada de almidón de maíz
- 2 tazas de vino blanco
- sal y pimienta negra al gusto

Direcciones:

Añade el aceite de oliva y saltea ligeramente el ajo y la cebolla en una sartén, hasta que se doren. A continuación, añada el pimiento, los tomates, la albahaca, el vino blanco y el caldo de verduras. Haga la papilla de almidón de maíz añadiendo el almidón de maíz en unas cuantas cucharadas de nata y removiendo bien para hacer una mezcla turbia y gris. A continuación, añada la mezcla de almidón de maíz y la nata a la olla. Mantener el hervor y dejar que se cocine y espese antes de añadir los mejillones. Remover hasta que todo esté bien combinado y dejar cocer de 8 a 10 minutos hasta que las conchas se hayan abierto.

Sábado

Desayuno: Buñuelos de calabacín (Ejjeh)

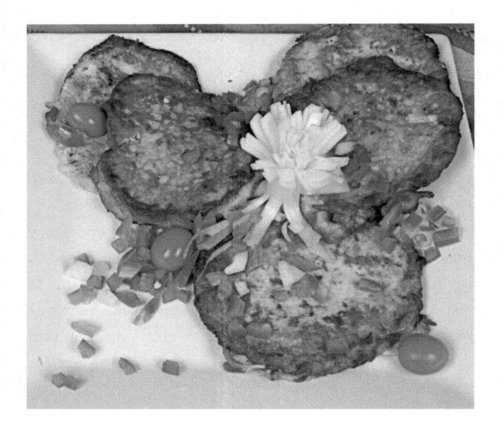

Porciones: 6

Nutrición: 103 calorías; Grasa total: 8 g; Grasa saturada: 2 g; Carbohidratos: 5 g; Fibra: 1 g; Proteínas: 5 g

Ingredientes:

- 2 calabacines pelados y rallados
- 1 cebolla dulce, cortada en dados finos
- 1 taza de perejil fresco picado
- 2 dientes de ajo picados
- ½ cucharadita de sal marina
- ½ cucharadita de pimienta negra recién molida
- ½ cucharadita de pimienta de Jamaica molida
- 4 huevos grandes
- 2 cucharadas de aceite de oliva virgen extra

Direcciones:

Forrar un plato con papel de cocina y reservar.

En un bol grande, mezcle el calabacín, la cebolla, el perejil, el ajo, la sal marina, la pimienta y la pimienta de Jamaica.

En un bol mediano, bata los huevos y viértalos sobre la mezcla de calabacín. Remover para mezclar.

En una sartén grande a fuego medio, calentar el aceite de oliva. Poner en la sartén porciones de ¼ de taza de la mezcla de huevo y calabacín. Cocine hasta que la parte inferior esté lista, durante unos 3 minutos. Dale la vuelta y cocina durante 3 minutos más. Transfiera los buñuelos cocidos al plato forrado con papel de cocina. Repita la operación con el resto de la mezcla de huevo y calabacín.

Se sirve con pan de pita, si se desea.

Almuerzo: Sopa de pollo con fideos

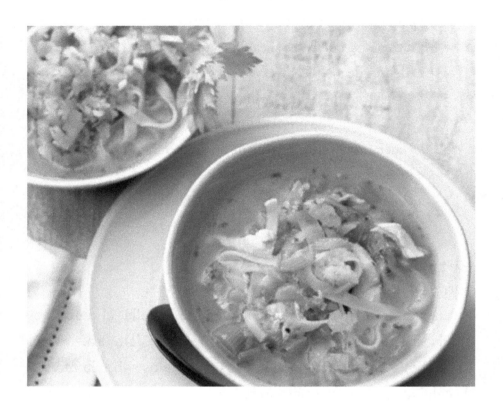

Porciones: 3

Nutrición: 162 calorías por porción, 7 g de grasa, 13 g de proteína, 11,8 g de carbohidratos

Ingredientes:
- 1 lata de caldo de verduras ~15 onzas
- 3 latas de caldo de pollo ~lata de 15 onzas
- 0,5 libras de pechuga de pollo cocida desmenuzada

- .5 de cebolla picada
- .5 taza de apio picado
- 1,5 taza de pasta integral
- .75 taza de zanahorias picadas
- 1 cucharada de aceite de oliva
- 1 cucharadita de orégano seco
- 1 cucharadita de albahaca seca
- .5 cucharaditas de pimienta negra

Direcciones:

En una olla grande, añade el aceite de oliva y luego las verduras: apio, zanahorias, cebolla y saltea hasta que estén tiernas. Añade los caldos de pollo y verduras, y el pollo cocido, junto con los fideos y las especias. Para cocinar la sopa, déjala hervir un poco y luego cocínala a fuego lento.

Cena: Una sartén de pollo mediterráneo con tomates

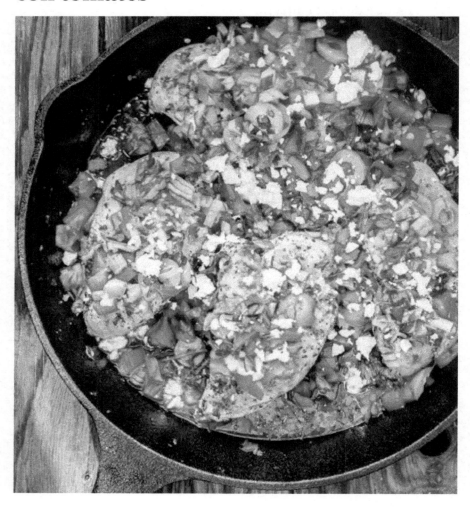

Porciones: 3

Nutrición: 137 calorías por ración, 7 g de grasa, 11,8 g de carbohidratos, 9,7 g de proteínas

Ingredientes:

- .5 taza de vino blanco seco
- 2 cucharaditas de ajo picado
- 1 cucharada de zumo de limón
- 4 pechugas de pollo deshuesadas y sin piel
- 1 taza de cebolla picada
- 2 tomates, cortados en dados
- 1 cucharada de orégano seco
- .5 taza de caldo de pollo bajo en sodio
- .25 taza de aceitunas, en rodajas
- .5 cucharaditas de sal
- .25 taza de perejil fresco picado
- 3 cucharadas de aceite de oliva
- .5 cucharaditas de pimienta negra

Direcciones:

Asegúrate de que las pechugas de pollo están secas y hazles unos cortes para que queden bien sazonadas. Añade un poco de ajo picado en los cortes y luego sazona las pechugas con la mitad del orégano seco, parte del aceite de oliva, sal y pimienta negra. Añadir el resto del aceite de oliva a una sartén. Cocine el pollo hasta que ambos lados estén dorados. Añadir el vino blanco y dejar que se reduzca a la mitad antes de añadir el caldo de pollo y el zumo de limón. Añade el resto del orégano y remueve para que se impregne de la especia. Tapa la sartén y deja que el pollo se cocine, dándole la vuelta una o dos veces para que ambos lados se cocinen por igual. Destape y añada las verduras y cocínelas hasta que estén tiernas. Servir con perejil fresco como guarnición.

Domingo

Desayuno: Tortitas de almendra con especias

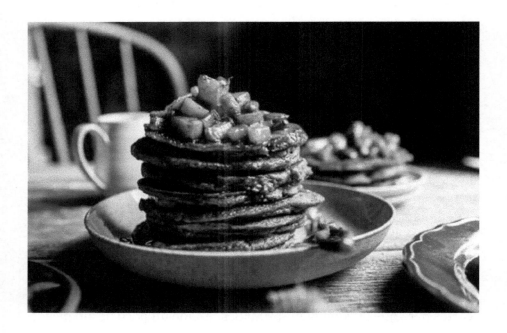

Porciones: 6

Tiempo de preparación: 10 minutos

Tiempo de cocción: 20 minutos

Nutrición: 286 calorías; Grasa total: 17 g; Grasa saturada: 12 g; Carbohidratos: 27 g; Fibra: 1 g; Proteínas: 6 g

El aceite de coco aporta un delicado contrapunto de sabor a la harina de almendras y es una adición respetuosa con el corazón a su rutina de desayuno. El aceite de coco es una grasa saturada pero es predominantemente un triglicérido de cadena media, a diferencia de las grasas animales, que son grasas de cadena larga. Por lo tanto, puedes consumir aceite de coco sin preocuparte de que se almacene como grasa en tu cuerpo.

Ingredientes:

- 2 tazas de leche de almendras sin azúcar, a temperatura ambiente
- ½ taza de aceite de coco derretido, más para engrasar la sartén
- 2 huevos grandes, a temperatura ambiente
- 2 cucharaditas de miel
- 1½ tazas de harina de trigo integral
- ½ taza de harina de almendra
- 1½ cucharaditas de polvo de hornear
- ½ cucharadita de bicarbonato de sodio
- ¼ de cucharadita de sal marina
- ¼ de cucharadita de canela molida

Direcciones:

En un bol grande, bate la leche de almendras, el aceite de coco, los huevos y la miel hasta que se mezclen.

En un bol mediano, tamizar la harina integral, la harina de almendras, la levadura en polvo, el bicarbonato, la sal marina y la canela hasta que estén bien mezclados.

Añadir la mezcla de harina a la mezcla de leche y batir hasta que esté bien combinada.

Engrasa una sartén grande con aceite de coco y ponla a fuego medio-alto.

Añadir la masa de las tortitas en medidas de ½ taza, unas 3 para una sartén grande. Cocine durante unos 3 minutos hasta que los bordes estén firmes, la parte inferior esté dorada y las burbujas de la superficie se rompan. Dar la vuelta y cocinar unos 2 minutos más hasta que el otro lado esté dorado y las tortitas estén bien hechas. Pasar a un plato y limpiar la sartén con una toalla de papel limpia.

Desengrasar la sartén y repetir hasta utilizar el resto de la masa. Servir las tortitas calientes con fruta fresca, si se desea.

Consejo de cocina: Las tortitas se pueden hacer con antelación. Después de que se enfríen, manténgalas refrigeradas para disfrutarlas frías con una cucharada de miel. También puedes recalentar rápidamente las tortitas cocidas en una tostadora si las prefieres calientes.

Almuerzo: Ensalada de frijoles negros y cuscús

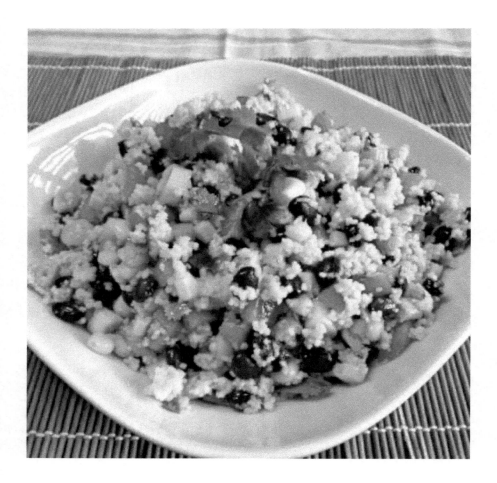

Porciones: 3

Nutrición: 255 calorías por ración, 7,3 g de grasa, 42 g de carbohidratos, 10 g de proteínas

Ingredientes:

- .25 taza de caldo de pollo
- .25 taza de cuscús
- 1 cucharadita de zumo de limón
- .5 cucharaditas de vinagre de vino tinto
- 1 cucharada de aceite de oliva
- .25 taza de granos de maíz
- .5 de pimiento, cortado en dados
- 2 cebollas verdes picadas
- Un puñado de perejil fresco, picado grueso
- 1 lata de frijoles negros ~15 oz

Direcciones:

Dejar hervir el caldo de pollo en una cacerola. Cocer el cuscús en el caldo según las instrucciones y retirarlo a un plato aparte una vez hecho. Mezcla el vinagre, el aceite de oliva y el zumo de limón. Añade el perejil, el maíz, las judías, las cebollas verdes y el pimiento. Rompe el cuscús y mézclalo con las verduras.

Cena: Orzo de pollo mediterráneo en una sartén

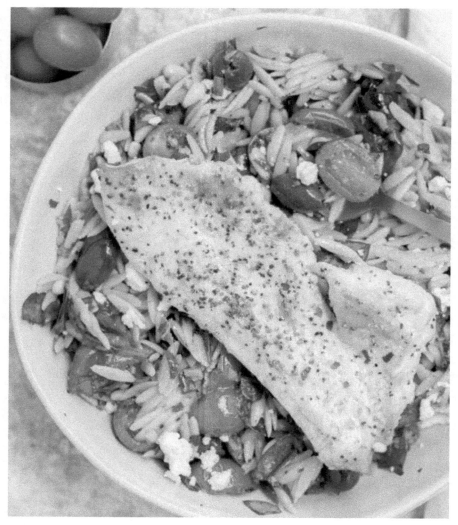

Porciones: 3

Nutrición: 482 calorías por ración, 23 g de grasa, 33 g de carbohidratos, 33 g de proteínas, 2 g de fibra

Ingredientes:

- .5 cucharaditas de sal, pimienta negra
- 1 cucharada de hierbas frescas de su elección, picadas
- 1 taza de orzo integral
- Pechugas de pollo de 1 libra
- 4 oz de espinacas frescas
- 10-12 tomates cherry, cortados por la mitad
- .5 taza de aceitunas, en rodajas
- .25 de taza de vino blanco
- 3 cucharadas de aceite de oliva
- 1 cucharadita de ajo picado
- .5 cucharaditas de copos de chile
- .5 cucharaditas de hierbas secas de su elección

Direcciones:

Sazona el pollo con sal y pimienta. Fríe el pollo en la mitad del aceite de oliva hasta que esté bien cocido y ligeramente dorado por ambos lados. Una vez cocido, resérvalo. En otra olla pequeña, pon agua a hervir y cocina el orzo integral siguiendo las instrucciones del paquete.

En la sartén del pollo, añada el resto del aceite de oliva y agregue el ajo picado, los tomates cherry y el vino blanco. Cocinar hasta que el vino empiece a reducirse.

Una vez que los tomates se ablanden, añadir el orzo cocido, las espinacas, las especias y las aceitunas, y las hierbas frescas como guarnición. Retirar del fuego y servir con el pollo cocido.

Plan de comidas de 28 días (Semana 4)

Lunes

Desayuno: Batido de pera y mango

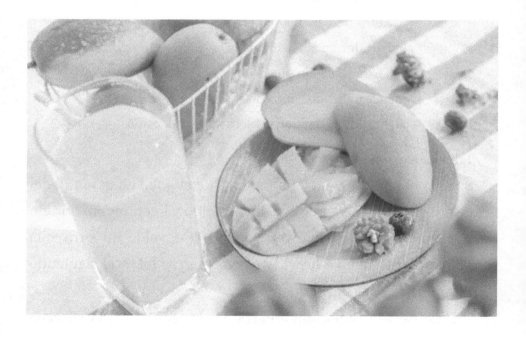

Porción: 1

Nutrición: 293 calorías; Grasa: 8 g; Carbohidratos: 53 g; Proteínas: 8 g

Ingredientes:

- 1 mango maduro, descorazonado y picado
- ½ mango, pelado, sin hueso y picado
- 1 taza de col rizada picada
- ½ taza de yogur griego natural
- 2 cubitos de hielo

Direcciones:

Añade la pera, el mango, el yogur, la col rizada y el mango a una batidora y haz un puré.

Añadir hielo y batir hasta obtener una textura suave.

Almuerzo: Sopa de pimientos favorita

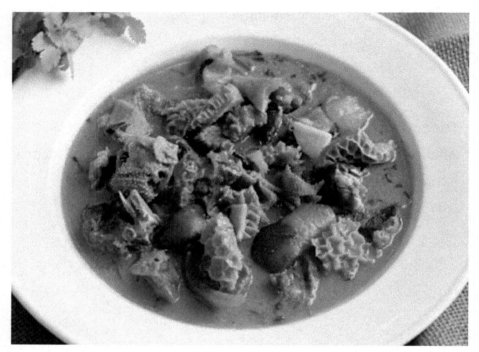

Porción: 6

Nutrición (por ración):

Calorías: 162; Grasa: 3 g; Carbohidratos: 12 g; Proteínas: 21 g

Ingredientes:

- 1 libra de carne molida magra
- 1 cebolla picada
- 1 pimiento verde grande, picado
- 2 dientes de ajo picados
- 1 tomate grande, picado

- 2 cucharadas de pasta de tomate
- 2 cucharadas de harina común
- ¼ de taza de arroz sin cocer
- 2 cucharadas de perejil fresco picado
- 4 tazas de caldo de carne
- 2 cucharadas de aceite de oliva
- Sal y pimienta según sea necesario

Direcciones:

Coge una olla grande y ponla a fuego medio.

Añade el aceite y deja que se caliente.

Añade la harina y sigue batiendo hasta que tengas una pasta espesa.

Seguir batiendo durante 3-4 minutos más mientras burbujea y empieza a diluirse.

Añadir la cebolla picada y rehogar durante 3-4 minutos.

Incorpore la pasta de tomate y la carne de vacuno.

Coger una cuchara de madera y remover para romper la carne picada.

Cocer durante 5 minutos.

Añadir el ajo, la pimienta y los tomates picados.

Mezclar bien y combinar.

Añadir el caldo y llevar la mezcla a un ligero hervor, reducir el fuego a bajo y cocinar a fuego lento durante 30 minutos.

Añadir el arroz, el perejil y cocinar durante 15 minutos.

Una vez que tenga una consistencia parecida a la de una sopa, servir con una guarnición de perejil.

Cena: Hummus casero con pesto y queso desmenuzado

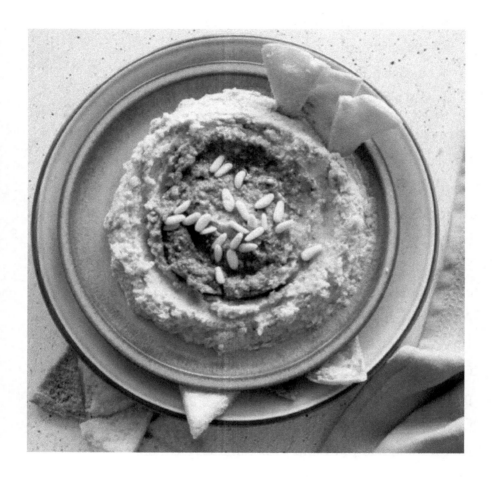

Porción: 4

Nutrición (por ración): 30 calorías; Grasas totales: 2,5 g; Fibra dietética: 0 g; Carbohidratos: 1 g; Proteínas: 1 g

Ingredientes:

Para el Hummus casero:

- 32 onzas de garbanzos, enjuagados y escurridos
- 2 cucharadas de perejil fresco finamente picado
- 2 oz. de mezcla de sopa de cebolla
- 1 cucharada de semillas de sésamo tostadas (opcional)
- ⅔-taza de aceite de oliva
- ¼ de taza de zumo de limón

Para la salsa de pesto:

- ½ taza de piñones
- 3 racimos de albahaca
- ⅔ taza de aceite de oliva virgen extra
- 3 dientes de ajo
- 1 taza de queso feta
- ½ taza de queso parmesano
- 1 cucharadita de sal
- 1 cucharadita de pimienta

Para la receta principal:

- 10 onzas de humus casero
- 4 cucharadas de salsa pesto
- 3 cucharadas de queso feta
- ¼ de taza de aceitunas de Kalamata picadas
- 2 cucharadas de cebolla roja finamente picada

Direcciones:

Para el Hummus:

1. Combine todos los ingredientes del humus en su licuadora o procesador de alimentos. Bate hasta obtener una consistencia casi homogénea.

Para la salsa de pesto:

2. Combine los piñones, la albahaca y el aceite de oliva en su licuadora o procesador de alimentos. Pulsar hasta pulverizar todos los ingredientes. 3. Añada el resto de los ingredientes de la salsa pesto, y mezcle bien. Si la salsa tiene una consistencia espesa, que no es de su agrado, vierta más aceite de oliva hasta alcanzar la consistencia deseada. Ponga la salsa pesto en un bol. Cúbralo con un envoltorio de plástico, asegurándose de que la superficie superior de la salsa pesto toque directamente el envoltorio para evitar que la salsa se dore. Refrigere el bol sellado.

Para la receta principal:

3. Cubrir el humus con todos los ingredientes restantes de la receta principal. Servir con verduras crudas y/o pan de pita integral.

Martes

El desayuno: Ensalada de berenjenas

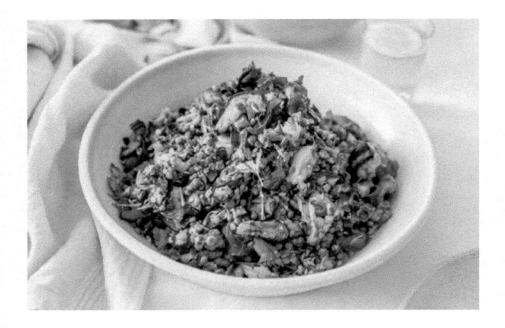

Servir: 8

Nutrición (por ración): Calorías: 99; Grasa: 7 g; Carbohidratos: 7 g; Proteínas: 3,4 g

Ingredientes:

- 1 berenjena grande, lavada y cortada en cubos
- 1 tomate, sin semillas y picado
- 1 cebolla pequeña, cortada en dados
- 2 cucharadas de perejil picado

- 2 cucharadas de aceite de oliva virgen extra
- 2 cucharadas de vinagre blanco destilado
- ½ taza de queso feta desmenuzado
- Sal según sea necesario

Direcciones:

Precaliente su parrilla al aire libre a temperatura media-alta.

Perforar la berenjena varias veces con un cuchillo/horquilla.

Cocine las berenjenas en su parrilla durante unos 15 minutos hasta que estén carbonizadas.

Manténgalo a un lado y deje que se enfríen.

Retirar la piel de la berenjena y cortar la pulpa en dados.

Pasar la pulpa a un bol y añadir el perejil, la cebolla, el tomate, el aceite de oliva, el queso feta y el vinagre.

Mezclar bien y enfriar durante 1 hora.

Sazona con sal y disfruta.

El almuerzo: La sopa de tomate mediterránea

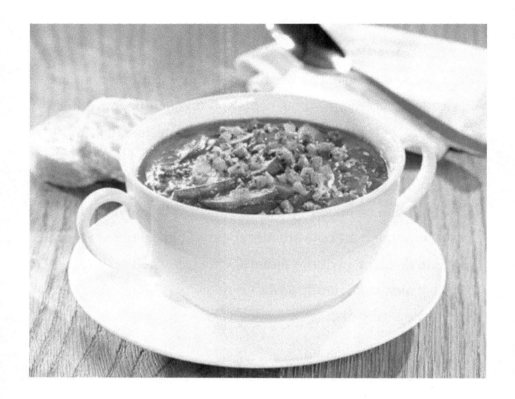

Porción: 6

Nutrición (por ración):

Calorías: 74; Grasa: 0,7 g ; Carbohidratos: 16 g ; Proteínas: 2 g

Ingredientes:

- 4 cucharadas de aceite de oliva
- 2 cebollas amarillas medianas, cortadas en rodajas finas

- 1 cucharadita de sal
- 2 cucharaditas de curry en polvo
- 1 cucharadita de polvo de curry rojo
- 1 cucharadita de cilantro molido
- 1 cucharadita de comino molido
- 1 lata (15 onzas) de tomates Roma, cortados en dados
- 1 lata (28 onzas) de tomates ciruela, cortados en dados
- 5 ½ tazas de agua
- 1 lata (14 onzas) de leche de coco
- Arroz integral con coco, gajos de limón, tomillo fresco, etc. como ingredientes adicionales

Direcciones:

Coge una sartén de tamaño medio y añade aceite.

Ponerlo a fuego medio y dejar que se caliente.

Añadir las cebollas y la sal y cocinar durante unos 10-12 minutos hasta que se doren.

Incorpore el curry en polvo, el cilantro, los copos de pimienta roja y el comino y cocine durante 30 segundos.

Asegúrese de seguir removiendo bien.

Añade los tomates junto con el zumo y 5 ½ tazas de agua (o caldo si lo prefieres).

Cocer a fuego lento la mezcla durante 15 minutos.

Tome una batidora de inmersión y haga un puré con la mezcla hasta obtener una consistencia de sopa.

Disfrútelo tal cual, o añada algunos complementos adicionales para una experiencia más sabrosa.

Cena: Melón a la menta y feta afrutado con pepino fresco

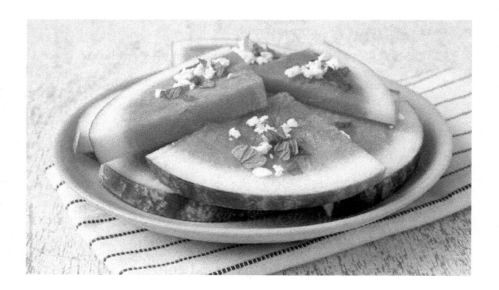

Porción: 4

Nutrición (por ración): Calorías: 205; Grasas totales: 15,5 g; Fibra dietética: 3,3 g; Carbohidratos: 18,5 g; Proteínas: 3,7 g

Ingredientes:

- 3 tazas de cubos de sandía
- 2 tomates cortados en dados
- 1 limón, rallado y exprimido
- 1 pepino, pelado, sin semillas y cortado en dados
- ½ taza de menta fresca picada
- ½ bulbo de cebolla roja, en rodajas

- ¼ de taza de aceite de oliva
- Sal y pimienta
- ⅓-taza de queso feta desmenuzado

Direcciones:

Combine y mezcle la sandía, los tomates, el zumo de limón, la ralladura de limón, el pepino, la menta, la cebolla roja y el aceite de oliva en un bol grande. Espolvorear la sal y la pimienta. Mezclar para combinar uniformemente.

Servir frío con un poco de queso feta desmenuzado.

Miércoles

El desayuno: Tortilla de alcachofas

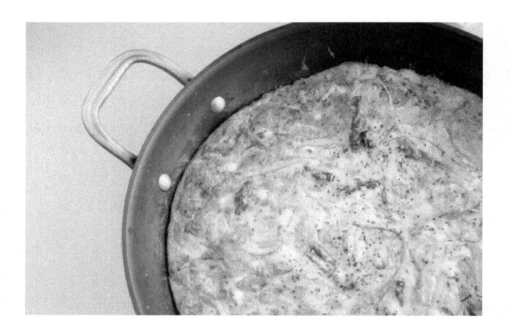

Porción: 4

Nutrición (por ración): Calorías: 199; Grasa: 13 g ; Carbohidratos: 5 g; Proteínas: 16 g

Ingredientes:
- 8 huevos grandes
- ¼ de taza de queso Asiago rallado
- 1 cucharada de albahaca fresca picada
- 1 cucharadita de orégano fresco picado

- Una pizca de sal
- 1 cucharadita de aceite de oliva virgen extra
- 1 cucharadita de ajo picado
- 1 taza de alcachofas en lata, escurridas
- 1 tomate picado

Direcciones:

Precaliente su horno a la parrilla.

Tome un bol mediano y bata los huevos, el queso Asiago, el orégano, la albahaca, la sal marina y la pimienta.

Mezclar en un bol.

Poner una sartén grande apta para el horno a fuego medio-alto y añadir aceite de oliva.

Añadir el ajo y saltear durante 1 minuto.

Retirar la sartén del fuego y verter la mezcla de huevos.

Vuelva a poner la sartén al fuego y espolvoree los corazones de alcachofa y el tomate sobre los huevos.

Cocinar la tortilla sin remover durante 8 minutos.

Coloque la sartén bajo el asador durante 1 minuto hasta que la parte superior esté ligeramente dorada.

Cortar la tortilla en 4 trozos y servir.

Almuerzo: Auténtica ensalada de yogur y pepino

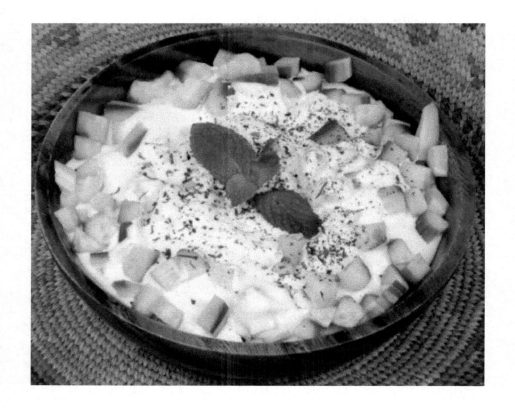

Porción: 4

Nutrición (por ración): Calorías: 74; Grasa: 0,7 g; Carbohidratos: 16 g; Proteínas: 2 g

Ingredientes:

- 5-6 pepinos pequeños, pelados y cortados en dados
- 1 envase (8 onzas) de yogur griego natural
- 2 dientes de ajo picados
- 1 cucharada de menta fresca picada
- 1 cucharadita de orégano seco
- Sal marina y pimienta negra fresca

Direcciones:

Coge un bol grande y añade los pepinos, el ajo, el yogur, la menta y el orégano.

Sazonar con sal y pimienta.

Refrigerar la ensalada durante 1 hora y servir.

Cena: Espárragos al vapor con limón y chips de queso

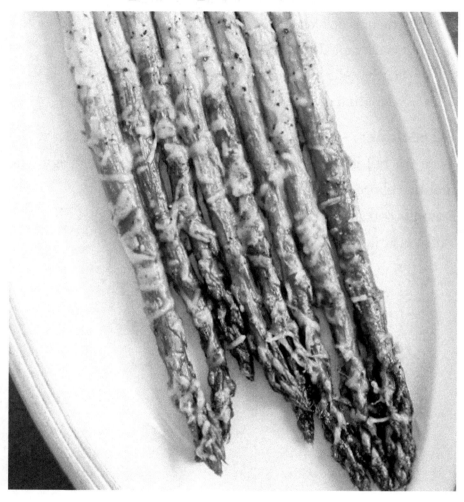

Porción: 4

Nutrición (por ración): Calorías: 45; Grasas totales: 1 g;
Fibra dietética: 5 g; Carbohidratos: 11 g; Proteínas: 3 g

Ingredientes:

- 1 manojo de espárragos
- 1 cucharada de aceite de oliva
- Sal y pimienta
- 2 limones frescos
- 2 cucharadas de queso feta de hierbas mediterráneas desmenuzado

Direcciones:

1. Coloque los espárragos en la vaporera. Tapa la vaporera y cuece al vapor durante 6 minutos hasta que estén tiernos.

2. Disponer los tallos al vapor en una fuente de servir. Mezclar con aceite de oliva, sal y limones recién exprimidos.

3. Para servir, decorar con trozos de limón y espolvorear con queso feta.

Jueves

Desayuno: Huevos completos en una calabaza

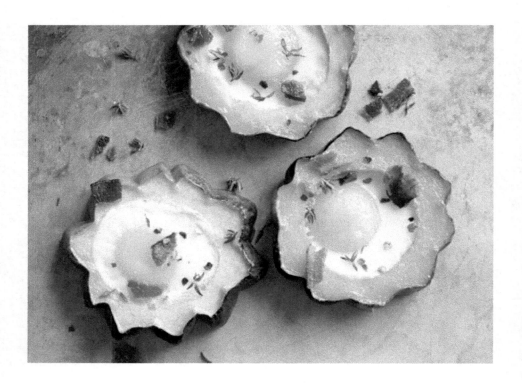

Servir: 5

Nutrición (por ración):

Calorías: 198 - Grasa: 12 g; Carbohidratos: 17 g; Proteínas: 8 g

Ingredientes:

- 2 calabazas de bellota

- 6 huevos enteros
- 2 cucharadas de aceite de oliva virgen extra
- Sal y pimienta según sea necesario
- 5-6 dátiles sin hueso
- 8 mitades de nueces
- Un manojo de perejil fresco

Direcciones:

Precaliente su horno a 375 grados Fahrenheit.

Cortar la calabaza en forma de cruz y preparar 3 rebanadas con agujeros.

Al cortar la calabaza, asegúrese de que cada rebanada tenga una medida de ¾ de pulgada de grosor.

Retirar las semillas de las rodajas.

Coge una bandeja para hornear y fórrala con papel pergamino.

Transfiera las rebanadas a su bandeja de hornear y sazónelas con sal y pimienta.

Métalo en el horno durante 20 minutos.

Picar las nueces y los dátiles en la tabla de cortar.

Saque la bandeja del horno y rocíe las rebanadas con aceite de oliva.

Romper un huevo en cada uno de los agujeros de las rebanadas y sazonar con pimienta y sal.

Espolvorear las nueces picadas por encima.

Hornear durante 10 minutos más.

Adornar con perejil y añadir jarabe de arce.

Comida: Deliciosa pizza al pesto

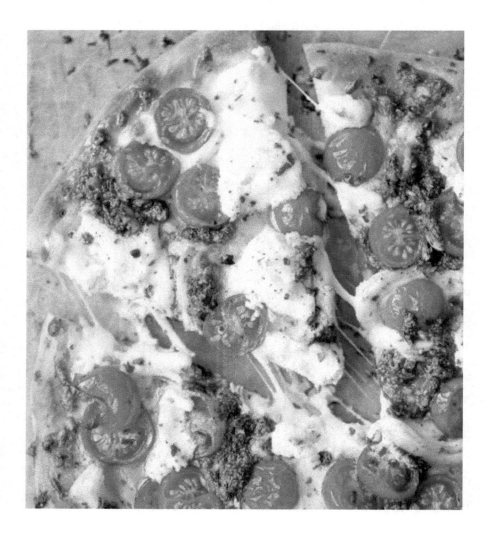

Porción: 4

Nutrición (por ración):

Calorías: 210; Grasa: 9 g; Carbohidratos: 25 g; Proteínas: 9 g

Ingredientes:

- 1 corteza de pizza (10 pulgadas), hecha en casa/preparada
- ½ taza de pesto de tomates secos
- 1 taza de champiñones, cortados en rodajas
- 1 pimiento rojo picado
- 1 taza de calabacines en rodajas
- 12 taza de cebolla roja, cortada en rodajas finas
- ½ taza de aceitunas negras en rodajas
- ½ taza de queso parmesano rallado

Direcciones:

Precaliente su horno a 400 grados Fahrenheit.

Forrar una bandeja para hornear con papel pergamino y dejarla a un lado.

Espolvoree la superficie de trabajo con harina y extienda nuestra masa de pizza hasta obtener un círculo de 10 pulgadas. Transfiera la masa a la bandeja para hornear.

Extender el pesto sobre la masa (dejando 1 pulgada del borde).

Dispón los champiñones, el pimiento rojo, el calabacín, la cebolla y las aceitunas sobre la pizza.

Cubrir con queso.

Hornear durante 20 minutos hasta que estén dorados y crujientes.

Cena: Minestrón mediterráneo

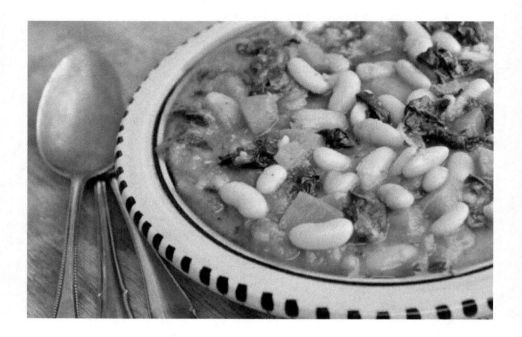

Porción: 4

Nutrición (por ración): Calorías: 190; Grasas totales: 7 g;
Fibra dietética: 9 g; Carbohidratos: 29 g; Proteínas: 5 g

Ingredientes:

- 2 cucharadas de aceite de oliva
- 1 bulbo de cebolla roja, pelado y picado
- 2 dientes de ajo, pelados y machacados
- 8 onzas de nabos, pelados y picados
- 3 tomates cortados en cuartos

- Zanahorias peladas y cortadas en cintas con un pelador de verduras
- 2 calabacines pequeños, cortados en rodajas finas
- 4 tazas de caldo de verduras
- 2 cucharadas de zumo de limón
- 4 oz. de alubias cannellini, enjuagadas y escurridas
- 1 cucharada de cilantro picado
- Gajos de limón, para servir
- Pan integral crujiente, para servir

Direcciones:

1. Calentar 1 cucharada de aceite en una olla grande y rehogar la cebolla, el ajo y el nabo durante 5 minutos.

2. Añadir los tomates, las zanahorias y los calabacines y saltear otros 2 minutos. Añadir el caldo, el zumo de limón, las judías y el aceite restante. Sazonar al gusto, llevar a ebullición y cocer a fuego lento durante 3-4 minutos.

3. Espolvorear con cilantro y servir con trozos de limón y pan crujiente.

Viernes

El desayuno: Las grandes gachas de cebada

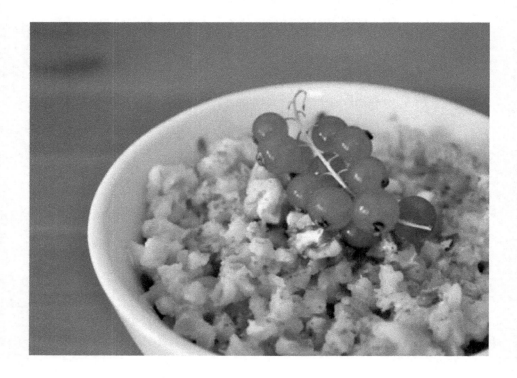

Porción: 4

Nutrición (por ración): Calorías: 295; Grasa: 8 g ; Carbohidratos: 56 g; Proteínas: 6 g

Ingredientes:

- 1 taza de cebada
- 1 taza de bayas de trigo
- 2 tazas de leche de almendras sin azúcar
- 2 tazas de agua
- ½ taza de arándanos
- ½ taza de semillas de granada
- ½ taza de avellanas, tostadas y picadas
- ¼ de taza de miel

Direcciones:

Tome una cacerola mediana y colóquela a fuego medio-alto.

Colocar la cebada, la leche de almendras, las bayas de trigo y el agua y llevar a ebullición.

Reduce el fuego a bajo y cocina a fuego lento durante 25 minutos.

Dividir en cuencos y cubrir cada porción con 2 cucharadas de arándanos, 2 cucharadas de semillas de granada, 2 cucharadas de avellanas y 1 cucharada de miel.

Almuerzo: Linguine en salsa de almejas con tomate

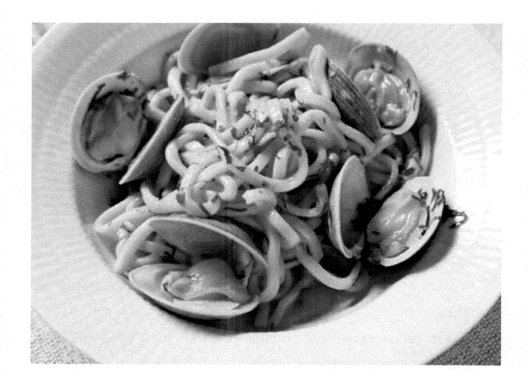

Porción: 4

Nutrición (por ración): Calorías: 394; Grasa: 5 g ; Carbohidratos: 66 g; Proteínas: 23 g

Ingredientes:
- 1 libra de Linguine
- Sal y pimienta negra según sea necesario

- 1 cucharadita de aceite de oliva virgen extra
- 1 cucharada de ajo picado
- 1 cucharadita de tomillo fresco picado
- ½ cucharadita de copos de pimienta roja
- 1 lata (15 onzas) de tomates sin sodio, cortados en dados y escurridos
- 1 lata (15 onzas) de almejas pequeñas enteras, con su jugo

Direcciones:

Cocer los Linguine como corresponde.

Mientras se cocinan los Linguine, calentar el aceite de oliva en una sartén grande a fuego medio.

Añade el ajo, el tomillo y las hojuelas de pimiento rojo y saltea durante 3 minutos.

Incorporar los tomates y las almejas.

Llevar la salsa a ebullición y bajar el fuego a bajo.

Cocer a fuego lento durante 5 minutos.

Sazonar con sal y pimienta.

Escurrir la pasta cocida y mezclarla con la salsa.

Adornar con perejil y servir.

Cena: Comida de setas de ostra al horno

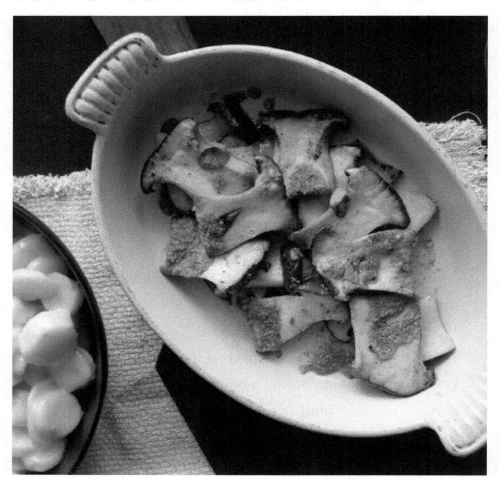

Porción: 4

Nutrición (por ración): Calorías: 107; Grasas totales: 7,3 g; Fibra dietética: 3,3 g; Carbohidratos: 8,7 g; Proteínas: 4,7 g

Ingredientes:

- 20 oz. de setas de ostra
- 2 cucharadas de aceite de oliva virgen extra
- Sal y pimienta recién molida
- 2 cucharadas de perejil picado

Direcciones:

Precaliente su horno a 420 °F.

Forre una bandeja para hornear de 5" x 9" con papel de aluminio y rocíe las superficies con grasa antiadherente. Ponga a un lado.

Mientras tanto, prepare los champiñones separando y desechando sus tallos. Utilizando una toalla húmeda o un cepillo para champiñones, limpiar sus superficies superiores.

Rocíe o pinte los champiñones con el aceite de oliva. Colocar y disponer los champiñones en una bandeja de horno. Asar durante 5 minutos. (Asar durante 4 minutos más para los champiñones más gruesos.

Sacar la lámina y colocar los champiñones asados en una fuente de servir. Espolvorear por encima con sal y pimienta recién molida. Cubrirlos con perejil, y servir inmediatamente.

Sábado

Desayuno: Frittata fresca de tomate y eneldo

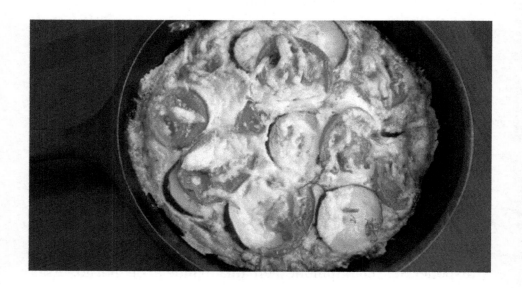

Porción: 4

Nutrición (por ración): Calorías: 191; Grasa: 15 g; Carbohidratos: 6 g; Proteínas: 9 g

Ingredientes:
- 2 cucharadas de aceite de oliva
- 1 cebolla mediana picada
- 1 cucharadita de ajo picado
- 2 tomates medianos, picados

- 6 huevos grandes
- ½ taza de mitad y mitad
- ½ taza de queso feta desmenuzado
- ¼ de taza de eneldo
- Sal según sea necesario
- Pimienta negra molida según sea necesario

Direcciones:

Precaliente su horno a una temperatura de 400 grados Fahrenheit.

Coge una sartén grande para el horno y calienta el aceite de oliva a fuego medio-alto.

Añada la cebolla, el ajo y los tomates y saltéelos durante 4 minutos.

Mientras se cocinan, coge un bol y bate los huevos, la media crema y sazona la mezcla con un poco de pimienta y sal.

Vierte la mezcla en la sartén con las verduras y cúbrela con queso feta desmenuzado y hierba de eneldo.

Cúbralo con la tapa y déjelo cocer durante 3 minutos.

Coloca el molde dentro de tu horno y déjalo cocer durante 10 minutos.

Servir caliente.

Comida: Setas silvestres y chuletas de cerdo

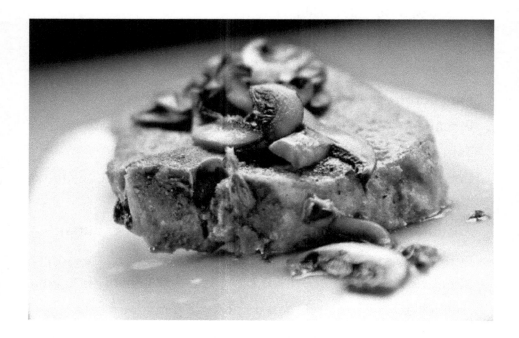

Porción: 4

Nutrición (por ración): Calorías: 308; Grasa: 17 g; Carbohidratos: 7 g; Proteínas: 33 g

Ingredientes:

- 4 (5 onzas) chuletas de cerdo con hueso en el centro
- ¼ de cucharadita de sal marina
- ¼ de cucharadita de pimienta negra recién molida
- 1 cucharada de aceite de oliva virgen extra

- 1 cebolla dulce picada
- 2 cucharaditas de ajo picado
- 1 libra de setas silvestres mixtas, cortadas en rodajas
- 1 cucharadita de tomillo fresco picado
- ½ taza de caldo de pollo sin sodio

Direcciones:

Seque las chuletas de cerdo con un paño de cocina y sazone con sal y pimienta.

Coge una sartén grande y ponla a fuego medio-alto.

Añade aceite de oliva y caliéntalo.

Añada las chuletas de cerdo y cocine durante 6 minutos, dorando ambos lados.

Pasar la carne a una fuente y reservar.

Añadir la cebolla y el ajo y rehogar durante 3 minutos.

Incorpore los champiñones y el tomillo y saltee durante 6 minutos hasta que los champiñones estén caramelizados.

Vuelva a poner las chuletas de cerdo en la sartén y vierta el caldo de pollo.

Tapar y llevar el líquido a ebullición.

Reduzca el fuego a bajo y cocine a fuego lento durante 10 minutos.

Sirve y disfruta.

Cena: Gnocchi de calabacín y masa

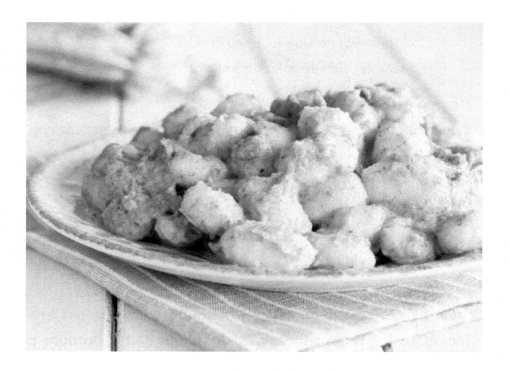

Porción: 4

Nutrición (por ración): Calorías: 330; Grasas totales: 10 g; Fibra dietética: 4 g; Carbohidratos: 54 g; Proteínas: 8 g

Ingredientes:
- 1 libra de ñoquis (bolas de masa de sémola)
- 2 piezas de calabacín, cortadas a lo largo y en rodajas de ¼ de pulgada de grosor
- 1 pinta de tomates de uva, cortados a lo largo por la mitad

- 1 cucharada de semillas de hinojo
- 4 dientes de ajo
- 1 bulbo de cebolla blanca, cortada en trozos grandes
- 2 cucharadas de aceite de oliva (divididas)
- 1 cucharada de agua
- Sal kosher gruesa
- Pimienta negra fresca molida
- ¼ de taza de queso bajo en grasa, rallado
- 3 piezas de cebollino picado

Direcciones:

1. Precaliente su horno a 420° F.

2. Poner los ñoquis, el calabacín, los tomates, las semillas de hinojo, el ajo y la cebolla en una sartén de hierro fundido de 10 pulgadas. Rocíe con una cucharada de aceite de oliva. Vierta una cucharada de agua y espolvoree con sal y pimienta. Revuelva para combinar completamente.

3. Colocar la sartén en el horno precalentado. Hornear durante 20 minutos hasta que los ñoquis se empapen de los jugos, o el calabacín y los tomates se vuelvan de color marrón claro.

4. Sacar la sartén del horno. Incorporar el queso y la cebolleta. Servir inmediatamente.

Domingo

Desayuno: Batido de fresas y ruibarbo

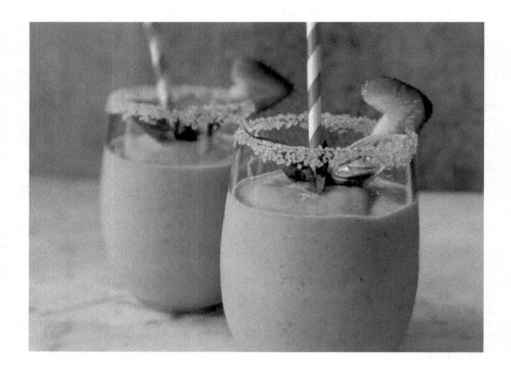

Porción: 1

Nutrición (por ración): Calorías: 295; Grasa: 8 g; Carbohidratos: 56 g; Proteínas: 6 g

Ingredientes:

- 1 tallo de ruibarbo picado
- 1 taza de fresas frescas, cortadas en rodajas
- ½ taza de fresas griegas naturales

- Una pizca de canela molida
- 3 cubitos de hielo

Direcciones:

Coge una cacerola pequeña y llénala de agua a fuego alto.

Llevar a ebullición y añadir el ruibarbo, hervir durante 3 minutos.

Escurrir y pasar a la batidora.

Añadir las fresas, la miel, el yogur y la canela y pulsar la mezcla hasta que quede suave.

Añadir cubitos de hielo y batir hasta que quede espeso y sin grumos.

Verter en un vaso y disfrutar frío.

Comida: Chuletas de cordero mediterráneas

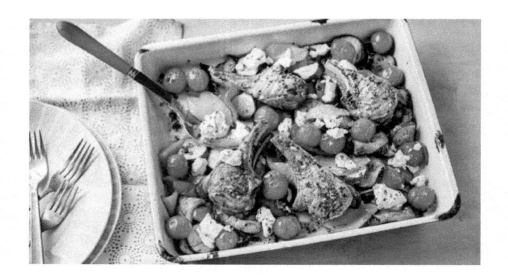

Porción: 4

Nutrición (por ración): Calorías: 521; Grasa: 45 g; Carbohidratos: 3,5 g; Proteínas: 22 g

Ingredientes:

- 4 chuletas de cordero, de 8 onzas cada una
- 2 cucharadas de mostaza de Dijon
- 2 cucharadas de vinagre balsámico
- 1 cucharada de ajo picado
- ½ taza de aceite de oliva
- 2 cucharadas de albahaca fresca rallada

Direcciones:

Seque las chuletas de cordero con un paño de cocina y colóquelas en una fuente de cristal poco profunda.

Tome un bol y bata la mostaza de Dijon, el ajo, la pimienta y el vinagre balsámico y mezcle bien.

Bata el aceite muy lentamente en la marinada hasta que la mezcla sea suave.

Incorporar la albahaca.

Vierta la marinada sobre las chuletas de cordero y revuelva para cubrir bien ambos lados.

Cubra las chuletas y déjelas marinar de 1 a 4 horas (en frío).

Saque las chuletas y déjelas durante 30 minutos para que la temperatura alcance el nivel normal.

Precaliente su parrilla a fuego medio y añada aceite a la rejilla.

Asar las chuletas de cordero durante 5-10 minutos por cada lado hasta que se doren por ambos lados.

Una vez que el centro de la chuleta marca 145 grados Fahrenheit, las chuletas están listas, ¡sírvelas y disfrútalas!

Cena: Pastelitos crujientes de verduras

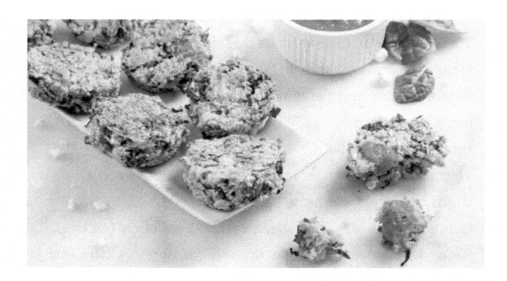

Porción: 4

Nutrición (por ración): Calorías: 196; Grasas totales: 11 g; Fibra dietética: 6 g; Carbohidratos: 25 g; Proteínas: 8 g

Ingredientes:

- 2 cucharadas de aceite de oliva (divididas)
- 2 dientes de ajo picados
- 1 bulbo de cebolla roja picada
- 3 tazas de espinacas tiernas
- ¼ de taza de tomates secos picados
- 1 pieza de patata mediana, rallada
- ¼ de taza de aceitunas de Kalamata picadas

- ¼ de taza de corazones de alcachofa picados
- 1 cucharadita de orégano seco
- ¼ de taza de pimiento amarillo, cortado en dados
- ¼ de taza de pimiento rojo, cortado en dados
- Huevos de 2 piezas
- ¼ de taza de harina integral
- Sal marina
- Pimienta recién molida
- Hierbas frescas picadas o tape nade de aceitunas para decorar (opcional)

Direcciones:

1. Calentar la mitad del aceite de oliva en una sartén a fuego medio y saltear el ajo y la cebolla hasta que la cebolla esté tierna y el ajo se dore.

2. Incorporar las espinacas y cocinar hasta que las hojas se marchiten. Apagar el fuego. Pasar las espinacas marchitas a un bol grande para mezclar.

3. Añadir al bol de las espinacas los tomates, la patata, las aceitunas, las alcachofas, el orégano y los pimientos. Remover la mezcla suavemente.

4. Añadir la harina, los huevos, la sal y la pimienta. Mezclar bien hasta que se incorpore por completo.

5. Formar la mezcla de verduras en cuatro hamburguesas. (Como alternativa, puedes formar la mezcla en un par de tortas grandes si preparas el plato como entrante).

6. Calentar el aceite restante en la sartén. Cocinar los pasteles de verduras hasta que se doren y queden crujientes por ambos lados, dándoles la vuelta una vez.

Su guía de compras

Además de saber cómo empezar la dieta, también deberías saber un poco cómo preparar tu despensa.

Qué elegir

Todo tipo de verduras, incluyendo tomates, col rizada, brócoli, espinacas, coliflor, coles de Bruselas, zanahorias, pepinos, etc.

Todo tipo de frutas como la naranja, la manzana, el plátano, las peras, las uvas, los dátiles, las fresas, los higos, los melones, los melocotones, etc.

Frutos secos y semillas como almendras, macadamia, nueces, anacardos, pipas de girasol, semillas de calabaza, etc.

Legumbres como judías, lentejas, guisantes, legumbres, garbanzos, etc.

Tubérculos como el ñame, el nabo, la patata, el boniato, etc.

Cereales integrales como la avena integral, el centeno, el arroz integral, el maíz, la cebada, el trigo sarraceno, el trigo integral, la pasta integral y el pan

Pescado y marisco como sardinas, salmón, atún, gambas, caballa, ostras, cangrejos, almejas, mejillones, etc.

Aves de corral como el pavo, el pollo, el pato, etc.

Huevos, incluidos los de pato, codorniz y gallina

Lácteos como el queso, el yogur griego, etc.

Hierbas y especias como menta, albahaca, ajo, romero, canela, salvia, pimienta, etc.

Grasas y aceites saludables como el aceite de oliva virgen extra, el aceite de aguacate, las aceitunas, etc.

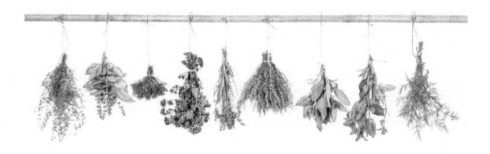

Qué evitar

Alimentos con azúcar añadido como refrescos, helados, caramelos, azúcar de mesa, etc.

Cereales refinados como el pan blanco o la pasta hecha con trigo refinado

Margarina y alimentos procesados similares que contienen grasas trans

Aceite refinado, como el aceite de semilla de algodón, el aceite de soja, etc.

Carne procesada como perritos calientes, salchichas procesadas, etc.

Alimentos muy procesados con etiquetas como "bajo en grasa" o "dieta" o cualquier cosa *que no sea natural*

Aceites que hay que conocer

La Dieta Mediterránea hace hincapié en los aceites saludables. Los siguientes son algunos de los aceites que puede considerar.

Aceite de coco: Este aceite en particular es semisólido a temperatura ambiente y puede utilizarse durante meses sin que se vuelva rancio.

Este aceite en particular también tiene muchos beneficios para la salud. Dado que este aceite es rico en un ácido graso conocido como Ácido Láurico, puede ayudar a mejorar los niveles de colesterol y a eliminar varios patógenos.

Aceite de oliva virgen extra: El aceite de oliva es conocido en todo el mundo por ser uno de los aceites más saludables, y es precisamente por eso que la Dieta Mediterránea utiliza este aceite como ingrediente clave.

Algunos estudios recientes han demostrado que el aceite de oliva puede incluso ayudar a mejorar los biomarcadores de salud, como el aumento del colesterol HDL y la reducción de la cantidad de colesterol malo LDL.

Aceite de aguacate: La composición del aceite de aguacate es muy similar a la del aceite de oliva y, por lo tanto, tiene beneficios similares para la salud. Se puede utilizar para muchos fines como alternativa al aceite de oliva (por ejemplo, para cocinar).

Alternativas saludables a la sal

Además de sustituir los aceites saludables, la Dieta Mediterránea también le pedirá que opte por alternativas saludables a la sal. A continuación se indican algunas de las que puede tener en cuenta.

Semillas de girasol

Las semillas de girasol son excelentes y dan un sabor a nuez y dulce.

Limón fresco exprimido

Se cree que el limón es un bonito híbrido entre la cidra y el naranja amarga. Están repletas de vitamina C, que ayuda a neutralizar los radicales libres dañinos del sistema.

Cebolla en polvo

La cebolla en polvo es una especia molida y deshidratada hecha con el bulbo de la cebolla, que se utiliza sobre todo como condimento y es una buena alternativa a la sal.

Pimienta negra en polvo

La pimienta negra en polvo es también una alternativa a la sal originaria de la India. Utilízala moliendo granos de pimienta enteros!

Canela

La canela es muy conocida como especia salada, y existen dos variedades: Ceilán y China. Ambas tienen un sabor fuerte, cálido y dulce.

Vinagre aromatizado

El vinagre de infusión de frutas o el vinagre aromatizado, como lo llamamos en nuestro libro, son mezclas de vinagre que se combinan con frutas para darles un agradable sabor. Son ingredientes excelentes para añadir un poco de sabor a las comidas sin necesidad de sal. Puede que sea necesario experimentar para encontrar la mezcla de frutas perfecta para usted.

En cuanto al proceso de elaboración del vinagre:

Lava las frutas y córtalas bien

Coloca ½ taza de tu fruta en un tarro de cristal

Rellénalos con vinagre de vino blanco (o vinagre balsámico)

Deje que se asienten durante 2 semanas más o menos

Colar y utilizar según sea necesario

Conclusión

Reconozcámoslo, una buena dieta enriquecida con todos los nutrientes es nuestra mejor baza para conseguir un metabolismo activo y un estilo de vida eficiente. La dieta mediterránea, con todos sus ingredientes nutritivos, puede lograrlo. Asegúrese de cambiar lenta y gradualmente a la dieta para obtener su impacto duradero tanto en la mente como en el cuerpo. Lo que puede ser más útil es el cambio de enfoque hacia sus hábitats dietéticos, sólo entonces podrá abrazar plenamente las bondades de la comida mediterránea. Trátela como un conjunto de directrices más que como una lista de alimentos buenos y malos.

Gracias por leer este libro. Espero que esta guía sobre la dieta mediterránea le haya proporcionado suficiente información para ponerse en marcha. No pospongas el comienzo. Cuanto antes empieces con esta dieta, antes empezarás a notar una mejora en tu salud y bienestar. Empieza a preocuparte por la salud de tu corazón inmediatamente. Aunque los resultados no llegarán de la noche a la mañana, sí lo harán si se atiene a la información proporcionada a lo largo de este libro.

Además, espero que disfrute de todas las recetas saludables de este libro. No hay escasez de comidas que puedas disfrutar con una dieta mediterránea. Dicho esto, el siguiente paso es experimentar con las diferentes recetas. Disfruta del viaje!

Lightning Source UK Ltd.
Milton Keynes UK
UKHW020641240521
384271UK00011B/826